VENDRE SON BIEN IMMOBILIER

Groupe Eyrolles
61, Bd Saint-Germain
75240 Paris Cedex 05

www.editions-eyrolles.com

De Particulier à Particulier
45, rue du Cardinal-Lemoine
75239 Paris Cedex 05
www.pap.fr

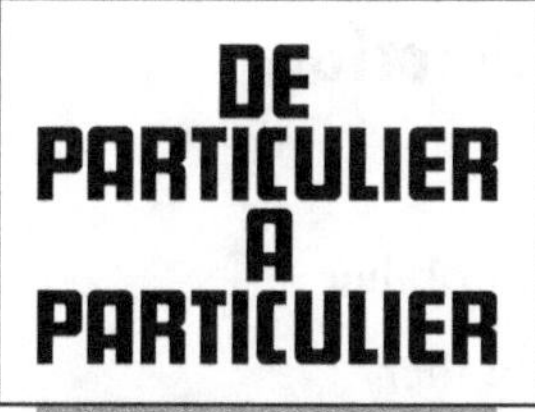

Coordonné par Jean-Michel GUÉRIN
avec la collaboration de Laurent LAMIELLE

VENDRE SON BIEN IMMOBILIER

EYROLLES

Dans la même collection :

- La copropriété
- Acheter son bien immobilier
- Louer un bien immobilier
- Les relations de voisinage

Sommaire

Deuxième partie
Vendre en viager

Troisième partie
Les plus-values immobilières

La détermination de la plus-value 133

Les modalités particulières de paiement de l'impôt 145

Questions-réponses 149

Quatrième partie
La TVA « immobilière »

Introduction

La vente d'un bien immobilier est un acte tout à la fois banal et exceptionnel. Banal, car plus de 700 000 transactions dans l'ancien ont été réalisées en 2010. Exceptionnel, car pour la plupart d'entre vous, seules une ou deux ventes sont effectuées au cours d'une vie.

Pour rassurer chacun d'entre vous, rappelons une donnée cardinale : en France, la vente immobilière n'est pas complexe et ne nécessite pas le recours à un intermédiaire : plus d'une transaction sur deux s'effectue d'ailleurs entre particuliers. Ensuite, le passage chez le notaire, obligatoire, garantit à tous sécurité juridique et régularité de la vente.

Avant de mettre en vente, il faut en connaître les modalités mais aussi les conséquences financières.

La vente peut être « classique » (paiement de la totalité du prix à l'acte définitif) ou en viager (paiement du prix échelonné dans le temps et soumis à l'aléa de la durée de vie du vendeur).

La vente peut aussi générer des frais pour le vendeur : taxation de la plus-value réalisée mais aussi paiement de la TVA dans des cas plus restreints.

Connaître vos droits mais aussi vos obligations, lister les documents à fournir (les diagnostics immobiliers, par exemple), mieux appréhender les négociations à effectuer avec l'acheteur (notamment sur la répartition du coût des travaux en copropriété) et savoir par avance les conséquences financières de la vente, tels sont les objectifs de cet ouvrage. Après sa lecture, vous pourrez mettre en vente en toute confiance et mener sereinement votre transaction : celle-ci doit rester un moment agréable et servir, pourquoi pas, de tremplin pour un prochain achat !

Première partie

Le compromis
de vente
de l'avant-projet
à la vente

Rien n'est plus simple que de procéder à une vente immobilière. En effet, le particulier n'a aucune démarche administrative à accomplir. C'est le notaire, dont l'intervention est obligatoire, qui s'occupe de toutes les formalités.

Seul, le compromis de vente peut être signé directement entre le vendeur et l'acheteur, sans l'intervention du notaire. Voilà les raisons pour lesquelles nous vous fournissons les explications qui suivent, afin que tout acquéreur ou vendeur soucieux de bien connaître ses droits puisse s'engager en connaissance de cause.

Les principes de base

Une fois trouvé votre acheteur, la vente va se réaliser en deux temps : d'abord la signature d'un avant-contrat, puis celle de l'acte de vente définitif quelques mois plus tard devant notaire.

Pourquoi signer un avant-contrat ?

En fait, rien n'oblige vendeur et acquéreur à signer un avant-contrat. Ils pourraient très bien, s'ils le souhaitent, conclure immédiatement le contrat de vente dès lors qu'ils se sont mis d'accord.

Mais la vente concerne généralement d'autres intervenants :
- les collectivités locales, telle la commune, peuvent, dans certains cas, préempter, c'est-à-dire acquérir le bien en priorité ;
- le locataire, lorsque le logement est loué, que le logement soit vendu occupé ou que le locataire dispose d'un droit de préemption ;
- la banque du vendeur, qui n'a peut-être pas remboursé tous ses crédits au moment où il met en vente ;
- la banque de l'acquéreur, qui vérifie la solvabilité de ce dernier.

De plus, la vente d'un bien immobilier suppose l'accomplissement d'un certain nombre de formalités : l'acquéreur doit obtenir généralement son prêt, le notaire doit demander un état hypothécaire, l'extrait cadastral… Par conséquent, entre le moment où les parties se mettent d'accord et la signature de l'acte authentique de vente, il s'écoule un délai plus ou moins long. C'est pourquoi, pour lier vendeur et acquéreur pendant ce laps de temps, l'accord est toujours matérialisé par une promesse à titre d'« avant-contrat ».

> **L'avant-contrat**
>
> L'avant-contrat ratifie par écrit les principaux termes de l'accord entre vendeur et acheteur, en attendant de signer le contrat de vente définitif par lequel la vente sera réellement conclue.

Le compromis de vente

Une fois d'accord avec votre acheteur, c'est le moment de choisir quel type de promesse vous allez signer. Vous avez le choix entre la promesse unilatérale de vente et le compromis de vente autrement appelé « promesse synallagmatique de vente ».

La promesse unilatérale de vente

Dans une promesse unilatérale de vente, le vendeur s'engage, dès la signature, à vendre le bien à un acquéreur pour un prix déterminé, et ce, pendant un certain délai. En revanche, l'acheteur ne s'engage pas immédiatement à acheter. Il dispose simplement d'une option qui est d'acheter ou de ne pas acheter. Pendant le délai précisé dans la promesse, il peut choisir d'acheter, en « levant l'option », ou inversement, de ne pas acheter en ne « levant pas l'option ». Il possède en la matière une totale liberté de décision.

Il est bien évident que s'il ne lève pas l'option, il accepte d'abandonner l'indemnité d'immobilisation qu'il a versée au départ au vendeur.

Mais en aucune manière, le vendeur ne peut contraindre l'acquéreur à acheter. Cependant, une fois que l'acheteur a levé l'option, il ne peut plus ensuite changer d'avis et refuser de signer l'acte de vente définitif.

La deuxième solution consiste à signer une promesse synallagmatique de vente, plus couramment appelée « compromis de vente ».

Le compromis de vente avec ou sans notaire ?

En signant un compromis de vente, vendeur et acheteur s'engagent définitivement, l'un à vendre, l'autre à acheter. Dès sa signature, on dit que ce type de promesse « vaut vente » dès lors que vendeur et acheteur se sont entendus sur la chose (le bien en vente) et sur le prix. En théorie, cela signifie que le transfert de propriété a lieu immédiatement, alors que le prix n'est pas payé, et que l'acheteur ne prend pas possession du logement. Mais en pratique, il est toujours prévu dans le compromis de reporter ce transfert de propriété à la date de signature de l'acte définitif lorsque le prix de vente est totalement versé.

Conseil

Pour assurer à vos transactions une issue favorable, nous préconisons d'utiliser désormais nos compromis de vente comme avant-contrats.

Alors que l'acte authentique de vente doit être établi obligatoirement par le notaire, ce n'est pas une obligation pour le compromis de vente.

Attention : si vous prévoyez un délai de plus de dix-huit mois entre le compromis de vente et l'acte de vente définitif, la signature doit se faire devant notaire. À défaut, le compromis ne serait pas valable.

Compromis de vente devant notaire

Lorsque vous signez le compromis devant notaire, c'est lui qui s'occupe de tout : rédaction de l'avant-contrat, vérification des pièces à annexer au contrat, et surtout, il est le garant de la validité de votre transaction sur le plan juridique. En tant que spécialiste, il peut vous conseiller pour la rédaction de conditions particulières, ou plus généralement sur la transaction.

Le choix du notaire

Vous avez toujours la possibilité de faire appel au notaire de votre choix, les notaires ayant compétence sur tout le territoire national. L'acheteur peut également faire intervenir le sien. Il est donc très fréquent que vendeur et acquéreur fassent chacun appel à son propre notaire.

> **À savoir**
>
> Quand deux notaires interviennent dans une vente, les tâches sont répar-
> ties par avance entre eux selon des règles fixées par les chambres interdé-
> partementales des notaires. Il y en a toujours un chargé de la rédaction des
> actes. On dit qu'il a « la plume ». En Ile-de-France, c'est celui de l'acheteur.

Les frais de notaire

La signature d'un compromis de vente chez le notaire ne coûte rien.
Les sommes qui peuvent être réclamées à l'acheteur le jour de la signature du compromis (environ 500 €) ne sont qu'une provision sur ce
que ce dernier aura à payer le jour de la signature de l'acte authentique
(la vente définitive) qui surviendra deux à trois mois plus tard.

Lorsque le vendeur et l'acheteur ont chacun leur notaire, cela n'a
aucune incidence sur le montant des honoraires. Dans ce cas, il est
convenu qu'ils se partagent les frais à part égale.

La signature électronique des actes de vente désormais possible

Le premier acte de vente entièrement dématérialisé a été signé fin 2008. Les notaires
ont mis en place un système de signature sécurisé pour des actes de cette importance. Cette mesure doit faciliter la circulation des actes en toute sécurité, et doit
également permettre la signature d'un acte à distance.

Lorsqu'un acte de vente doit être signé devant notaire, celui-ci en fait d'abord la lecture aux intéressés. Le vendeur et l'acheteur y apposent ensuite leur signature. Avant
de signer l'acte dématérialisé, les parties en lisent, cette fois, le contenu sur l'écran
d'ordinateur. L'acte est ensuite signé par le vendeur et l'acheteur avec un stylet électronique, soit sur écran tactile, soit sur une tablette graphique liée à l'ordinateur. Le
notaire signe de son côté avec une carte spéciale, ressemblant à une clé USB. Véritable garantie de fiabilité, cette carte a été certifiée par une commission et contient la
signature numérisée du notaire.

Compromis de vente sans notaire

Dans quelques cas particuliers, vous pouvez aussi signer entre vous le
compromis de vente (on dit alors « sous signature privée ») : lorsque
vous êtes pressés de signer, et n'arrivez pas à obtenir rapidement un
rendez-vous chez le notaire. Cela signifie que vous allez directement
signer un compromis de vente à l'aide d'un document officiel (vous
pouvez vous en procurer à nos bureaux ou par correspondance), sans

passer devant notaire. Cette pratique, si elle est courante, n'est pas forcément accessible à tous. Elle nécessite une certaine familiarité avec le droit des transactions immobilières, et une aisance pour le remplissage de documents administratifs.

☞ Vous pourrez vous procurer les formulaires de compromis de vente
et les modèles types préremplis (spécimens) :
– dans nos antennes régionales
(liste des différentes antennes sur www.pap.fr) ;
– en les téléchargeant à partir de notre site www.pap.fr ;
– en les commandant en ligne, ou à notre service documentation
au 01 40 56 35 35 (imprimé modèle L).
Vous les recevrez alors par la poste.

Que vous choisissiez un compromis ou une promesse unilatérale de vente, l'acheteur va bénéficier, quant à lui, d'un droit de rétractation.

Le droit de rétractation

Si l'acheteur a cédé à un coup de cœur, et regrette d'avoir signé le compromis, il peut encore changer d'avis une fois le compromis signé. Il n'a pas besoin de se justifier pour cela. On dit qu'il dispose d'un droit de rétractation. Tout acquéreur non professionnel qui achète son logement en bénéficie, que la transaction soit conclue entre particuliers ou devant notaire.

Le compromis est signé entre particuliers, autrement dit « sous signature privée »

Dans ce cas, vous allez fixer rendez-vous à votre ou vos acquéreur(s) et remplir avec eux un compromis de vente. Une fois signé, vous devez adresser un exemplaire de ce compromis à chacun de vos acquéreurs par courrier recommandé avec accusé de réception. Cela permet de fixer avec certitude la date à laquelle commence le délai de rétractation.

Si les acheteurs sont mariés, un exemplaire du compromis doit être adressé à chacun des époux afin de faire partir le délai de rétractation.

C'est la raison pour laquelle nous conseillons de signer le formulaire de compromis en trois exemplaires s'il y a un seul acheteur, ou en quatre exemplaires s'il y en a deux : un que le vendeur conserve, un qu'il va adresser séparément et nominativement à chacun des acheteurs en courrier recommandé avec accusé de réception, et un qu'il remet aux acheteurs afin qu'ils aient en leur possession le document en quittant le vendeur, en attendant de recevoir chacun le leur en recommandé. Ainsi, ils ne quittent pas le vendeur « les mains vides » et peuvent aussitôt commencer leurs démarches, comme la recherche de leur prêt, par exemple.

Pour accompagner cet envoi, les modèles types de compromis que nous éditons sont fournis avec une lettre type à compléter et à joindre à chacun des compromis adressés à chacun des acheteurs. Elle leur rappelle le délai dont ils disposent s'ils souhaitent se rétracter suite à l'envoi de ce compromis.

Le délai de rétractation commence à courir dès le lendemain de la première présentation de la lettre recommandée. Peu importe que votre acheteur la récupère aussitôt ou plus tard, et même pas du tout. Ainsi, si l'acheteur tarde à récupérer le recommandé, le délai de sept jours s'écoule quand même.

Attention : pendant ce délai, vous ne pouvez percevoir les 10 % au titre de l'acompte sur le prix définitif. Ce montant doit être versé à l'expiration du délai de rétractation de sept jours. L'acquéreur remet alors au vendeur un chèque établi à l'ordre du notaire.

Le compromis signé devant notaire

Dans ce cas, le vendeur et l'acheteur se retrouvent chez le notaire chargé de la vente. Celui-ci a préparé par avance le compromis de vente grâce aux informations que vous lui avez transmises, ainsi que l'acheteur : titre de propriété, identité et situation matrimoniale… Il ne vous reste plus qu'à signer le compromis de vente, dès que le notaire vous en aura fait la lecture. Cet acte comporte la reproduction de l'article de loi sur les modalités de versement de la somme avancée par l'acheteur (L. 271-2 du Code de la construction et de l'habitation). Le notaire remet ensuite le compromis ou une copie de ce compromis à l'acheteur en mains propres. Ce dernier doit y reproduire une mention manuscrite qui indique qu'il a pris connaissance de son droit de rétractation. Ce délai court à compter du lendemain de cette remise en mains propres. Il précise également à quelle date, par qui et où lui a été remis l'acte.

Lorsque la signature du compromis a lieu devant notaire, ce dernier peut, en revanche, réclamer à cette occasion à l'acheteur une indemnité d'immobilisation représentant jusqu'à 10 % du prix de vente le jour même de la signature.

Comment calculer le délai de rétractation ?

Exemple n° 1 : le plus fréquent
Lundi 25 juin : envoi du compromis
Mardi 26 juin : première présentation de la lettre recommandée
Mercredi 27 juin : début du délai de sept jours
Mardi 3 juillet minuit : fin du délai de sept jours.

Exemple n° 2 : le délai expire un jour férié : on reporte au jour ouvrable suivant
Mardi 7 août : envoi du compromis
Mercredi 8 août : première présentation de la lettre recommandée
Jeudi 9 août : début du délai de sept jours
Mercredi 15 août : fin du délai de sept jours (mais étant donné que le 15 août est un jour férié, l'expiration du délai est reportée au premier jour ouvrable suivant, soit au mercredi 16 août).
Jeudi 16 août minuit : fin du délai de sept jours.

Exemple n° 3 : le délai expire un samedi : on reporte au jour ouvrable suivant
Vendredi 15 juin : envoi du compromis
Samedi 16 juin : première présentation de la lettre recommandée
Dimanche 17 juin : début du délai de sept jours
Lundi 25 juin minuit : fin du délai de sept jours.

Exemple n° 4 : le délai de sept jours inclut un jour férié : le jour férié compte dans le délai de sept jours
Samedi 11 août : envoi du compromis
Lundi 13 août : première présentation de la lettre recommandée
Mardi 14 août : début du délai de sept jours
Mercredi 15 août : férié
Lundi 20 août minuit : fin du délai de sept jours.

L'acheteur qui souhaite se rétracter doit faire partir sa lettre de désistement pendant ce délai de sept jours en vous l'adressant en courrier recommandé avec accusé de réception, la date d'expédition faisant foi. À défaut, il est alors définitivement engagé à acheter. Toutefois, pensez à rajouter aux sept jours le délai d'acheminement du courrier, car l'acheteur peut envoyer sa lettre le septième jour du délai de rétractation ! Il ne reste ensuite qu'à prendre contact avec le notaire qui va s'occuper de toutes les formalités. Vous n'avez plus à vous occuper de rien.

Le nombre d'exemplaires et de signatures

Vous allez remplir et signer un exemplaire pour chacune des parties. Si vous signez sous signature privée, nous préconisons également d'en prévoir un supplémentaire. Ainsi, votre ou vos acheteurs repartiront avec leur propre exemplaire une fois le compromis signé, et vous conserverez un exemplaire à adresser à chacun de vos acheteurs en recommandé avec accusé de réception.

Qui signe le compromis de vente ?

Chaque compromis de vente doit être signé par :
- le vendeur ;
- l'acquéreur.

Dans certains cas, il peut s'agir de plusieurs personnes : deux époux ou plusieurs frères et sœurs qui vendent en indivision à la suite d'un héritage, ou encore deux concubins qui souhaitent acquérir ensemble un logement. Chaque personne intéressée à la transaction doit signer chaque exemplaire du compromis de vente. Toutefois, si l'une d'elles ne peut pas se déplacer, elle peut donner une procuration à l'une des personnes qui seront présentes.

Avant d'examiner la façon dont se rédige une procuration, voyons qui doit signer le compromis de vente.

Le vendeur

Le vendeur n'est pas toujours une seule et même personne. Voici les cas les plus fréquents. Qui signe alors ?

12

Le couple marié

Quel que soit le régime matrimonial des époux, si le bien appartient aux deux, chacun doit signer le compromis de vente.

En revanche, s'il s'agit d'un bien appartenant à un seul des époux, c'est seulement lui qui devra signer.

Attention : lorsque c'est le logement de la famille qui est vendu, et qu'il appartient à l'un des conjoints, celui-ci peut le vendre au prix qu'il souhaite et signer seul le compromis de vente. Mais il devra obtenir auparavant le consentement écrit de son conjoint, sinon ce dernier pourrait demander l'annulation de la vente !

Modèle de lettre de consentement

Je certifie M................, époux (se) de M................ donne mon accord pour que le bien immobilier sis à : .... constituant actuellement le logement de la famille, soit vendu par mon conjoint, son propriétaire.

Fait à ...., le ....

Signature (précédée de la mention « Bon pour accord »)

Les partenaires pacsés

Les partenaires sont soit soumis au régime de l'indivision, soit à celui de la séparation de biens. Lors de la vente d'un bien acheté depuis la conclusion du Pacs, les partenaires doivent donc s'assurer du régime sous lequel ils l'ont acquis. S'il s'agit d'un bien détenu en indivision, chacun doit signer le compromis de vente. En revanche, si les partenaires sont en régime de séparation des biens, chacun est seul propriétaire des biens qu'il achète et est donc libre de le revendre seul, sans la signature de son partenaire.

Conseil

Le régime légal des partenaires pacsés a basculé du régime de l'indivision à celui de la séparation de biens pour les Pacs conclus depuis le 1er janvier 2007. Toutefois, les partenaires ont pu opter pour un régime différent. Si vous avez le moindre doute, assurez-vous auprès du notaire de qui doit signer la vente !

L'indivision

Si le bien est en indivision, chaque indivisaire signe le compromis de vente. De plus, si un des indivisaires est marié, son époux(-se) signe également s'ils sont mariés sous le régime de la communauté.

Bien vendu par une société

- Si le vendeur est une société civile immobilière : c'est le gérant qui signe, après avoir été autorisé par une décision collective des associés.
- Lorsque le vendeur est une société commerciale : c'est le représentant légal de la société qui signe si la vente contribue à la réalisation de l'objet social. Dans le cas contraire, il sera nécessaire d'obtenir une décision collective (SARL) ou une délibération du conseil d'administration (SA).

● L'acquéreur

Le signataire est soit une personne, soit une société :
- si l'achat est effectué par une personne, deux époux ou deux personnes pacsées qui souhaitent acheter ensemble, des indivisaires ou des concubins : chacun d'eux signe le compromis ;
- si l'acheteur est une société, le signataire est le représentant légal de la société (civile ou commerciale).

Exemples

- Si la société est une SARL, c'est le gérant qui signe.
- Si la société est une SA, c'est son président qui signe.
- Si la société est en cours de formation (non encore immatriculée au registre des sociétés ou au registre du commerce), le compromis est signé par une personne qui agit alors pour le compte de cette société.

Il est bien évident que toute personne concernée par l'achat a toujours intérêt à y prendre part activement et à être présente lors des signatures.

Une procuration ?

Lorsqu'une personne doit signer un compromis de vente et ne peut se déplacer, elle peut se faire représenter par une personne de son choix. Dans ce cas, il est nécessaire qu'elle lui donne une procuration.

Conseil

Dès que vous vous êtes mis d'accord pour vendre un logement, réglez le problème des procurations afin de ne pas perdre de temps le jour où vous trouverez un acquéreur.

Vous pouvez établir la procuration vous-même ou devant notaire.

Exemple

Vous habitez Paris et votre sœur, Nice. Vous avez hérité d'un appartement à Paris et décidé de le vendre. Votre notaire parisien enverra un modèle de procuration à votre sœur qui ne peut quitter Nice pour la signature du compromis de vente. Celle-ci se rendra chez un notaire local qui vérifiera son identité, authentifiera la procuration et la renverra à son confrère parisien.

Il est aussi possible de rédiger la procuration sur papier libre, sans le concours du notaire. Pour vous aider, voici ci-après un modèle de procuration.

Faites photocopier votre carte d'identité sur les deux faces, et au bas de l'une de ces photocopies recopiez ce texte en le complétant.

Cette procuration ne doit être ni timbrée, ni enregistrée, mais bien entendu, elle engage légalement autant celui qui l'établit que celui qui la reçoit.

Modèle de procuration

Je soussigné M. (nom, prénom, époux de, ...
adresse) donne tous pouvoirs à M. (identité complète du mandataire et adresse) à l'effet de signer la promesse synallagmatique de
vente concernant le bien sis à (adresse complète du bien) dont je
suis propriétaire, et constituant (un terrain, une maison, un appartement, etc. avec ses annexes suivantes : ....) au
prix de : .... Aux effets ci-dessus, accepter
tout dépôt de garantie, toutes conditions suspensives, tout délai de
réalisation ainsi que toutes clauses relatives à la prise en charge
des travaux et d'une manière générale consentir à toutes conditions
qu'il lui plaira et signer l'acte.

Fait à ...., le ....

Signature (précédée de la mention « Bon pour accord »)

Le contenu du compromis de vente

En signant un compromis de vente, le vendeur et l'acheteur s'engagent définitivement. Le compromis doit donc être suffisamment détaillé et précis. Voici les principaux points du contrat, présentés selon l'ordre dans lequel ils se présentent dans le modèle type édité par le groupe De Particulier à Particulier.

L'identification du bien immobilier

Le bien vendu doit être décrit de façon précise dans le compromis. Il n'y a aucune difficulté particulière à cela, mais il est vrai que, pour certains renseignements, vous devez vous référer à votre titre de propriété.

L'indication de la superficie

Dans un souci d'information et de protection de l'acheteur, la superficie de la partie privative d'un bien en copropriété doit être mentionnée dans le compromis de vente. Les maisons individuelles ne sont donc pas concernées, sauf si elles sont sous le régime d'une « copropriété horizontale ».

L'information

L'information prend la forme d'un mesurage appelé métrage « loi Carrez ». Il s'agit d'une manière de mesurer la surface privative habitable. Celle-ci comprend la surface de plancher située sous une hauteur de plafond supérieure ou égale à 1,80 mètre (hors balcons et terrasses) après déduction des surfaces occupées par les murs, cloisons, marches et cages d'escalier, gaines, embrasures de portes et de fenêtres.

En copropriété, sont donc concernés par la loi Carrez :
- les appartements d'habitation ;
- les locaux d'activités (bureaux, locaux commerciaux, professionnels ou à usage de dépôt).

À savoir

Dans de rares cas, les maisons individuelles sont soumises aux règles de la copropriété (maisons en nouveau village par exemple) : le métrage loi Carrez doit alors être annexé au compromis de vente.

Sont en revanche exclus :
- en copropriété : les caves, garages, emplacement de stationnement ainsi que tous les lots inférieurs à 8 m^2 ;
- les terrains et tous les biens qui ne sont pas soumis au statut de la copropriété (les maisons individuelles pour l'essentiel).

Conseil

La loi n'impose pas le recours à un professionnel mais se montre sévère en cas d'erreur. Vous avez donc tout intérêt à recourir aux services d'un spécialiste, notamment si votre bien comprend des pièces aux formes complexes.

L'erreur de surface

Si la superficie n'est pas indiquée dans l'acte définitif de vente, l'acquéreur peut engager une action en nullité dans un délai d'un mois à compter de la signature de l'acte de vente.

- Si la superficie réelle est inférieure de plus de 5 % à celle exprimée dans l'acte, l'acquéreur peut engager une action en diminution du prix à l'encontre du vendeur. Cette action doit être intentée au plus tard dans un délai d'un an à compter de la signature de l'acte définitif.
- Si la superficie indiquée dans le compromis est supérieure de plus de 5 % à la superficie réelle, plusieurs situations peuvent se présenter en pratique :
  - personne ne s'aperçoit de l'erreur, et l'inexactitude est reportée dans l'acte de vente. L'acquéreur peut alors, dans un délai d'un an à compter de l'acte de vente, demander une diminution du prix proportionnelle au nombre de mètres carrés manquants ;
  - le vendeur ou l'acquéreur se rend compte de l'erreur avant la signature de l'acte définitif. La surface doit être corrigée dans l'acte de vente. Si l'acquéreur accepte purement et simplement cette surface modifiée, il ne pourra plus ensuite réclamer une diminution du prix puisque la surface indiquée sera exacte. Aussi, il peut également légitimement renégocier une réduction du prix avant l'acte définitif. Si le vendeur refuse, l'acquéreur peut, selon le droit commun des contrats de vente, demander l'annulation du compromis dans la mesure où le vendeur ne peut lui vendre ce qu'il a promis.
- Si la superficie réelle est supérieure à celle indiquée dans l'acte, le vendeur ne peut réclamer aucun supplément de prix.

La superficie dans l'annonce

Nous vous conseillons fortement de mentionner dès l'annonce la superficie « loi Carrez ». Cela renseigne efficacement les lecteurs et évite tout litige. En effet :

- si la superficie réelle est inférieure à celle mentionnée dans l'annonce, l'acheteur va tenter de négocier le prix à la baisse ;

- si la superficie réelle est supérieure à celle mentionnée dans l'annonce, vous ne pouvez pas augmenter votre prix et le regretterez sans doute.

Si vous ne disposez pas encore d'un métrage loi Carrez précis, il est donc conseillé de n'indiquer aucune superficie dans l'annonce.

Le bornage des terrains

Lors de la vente d'un terrain à bâtir, le bornage est obligatoire si le terrain :

- est en lotissement ;
- provient d'une division effectuée à l'intérieur d'une Zone d'aménagement concerté (ZAC) ou est issu d'un remembrement réalisé par une Association foncière urbaine (AFU).

En conséquence, pour être valable, le compromis de vente portant sur un terrain à bâtir doit :

- mentionner si le descriptif du terrain résulte ou non d'un bornage lorsque la vente porte sur un terrain « en diffus », c'est-à-dire isolé (il s'agit tout simplement d'un terrain mis en vente, souvent par un particulier qui décide de s'en séparer) ;
- comporter la mention du descriptif du terrain résultant du bornage dans les autres cas.

Le bornage

Réalisé le plus souvent par un géomètre, le bornage permet de déterminer la limite séparative entre deux terrains contigus. La limite est matérialisée par des repères nommés « bornes ». Le bornage assure la sécurité juridique des propriétaires puisqu'il permet à chacun de connaître les limites de sa parcelle.

Bien que souhaitable, le bornage n'est jamais obligatoire lors de la vente d'un terrain « en diffus ».

Le bien ayant été décrit, chaque partie va prendre un ensemble d'engagements qu'elle devra respecter si la vente se réalise.

Les déclarations du vendeur

Ce sont donc des clauses importantes qu'il faut lire attentivement et remplir de façon précise.

L'origine de propriété

Dans le compromis de vente, il suffit d'indiquer les noms et adresse du propriétaire antérieur ainsi que le nom du notaire qui a été chargé de la transaction précédente.

C'est le rôle du notaire de s'assurer, dans l'acte définitif de vente, de l'origine de propriété, c'est-à-dire de vérifier, sur une période de trente ans, la validité des titres de propriété successifs.

La situation du bien au regard des privilèges et hypothèques

Le vendeur s'engage à vendre un bien libre de toute hypothèque ou privilège. Bien évidemment, cela ne veut pas dire que s'il a acquis ce bien avec l'aide d'un crédit (cas le plus classique), il ne peut pas le vendre. Cela signifie seulement que le notaire vérifie la situation hypothécaire du bien avant la vente. Avec le produit de celle-ci, il rembourse les échéances du prêt restant dues afin d'obtenir la mainlevée des hypothèques et privilèges.

À savoir

La mainlevée entraîne des frais (que nous chiffrons dans notre guide *Les Frais de notaire*) ; ce sont toutefois les seuls frais qui sont à la charge du vendeur lorsque la transaction se fait de particulier à particulier.

L'entrée en jouissance

L'entrée en jouissance est la prise de possession du bien : en pratique, c'est la remise des clés et l'entrée dans les lieux de l'acheteur.

La clause dans laquelle la date et les modalités de l'entrée en jouissance sont précisées est donc très importante.

Plusieurs situations peuvent se présenter :

L'entrée en jouissance le jour de la vente

La date d'entrée en jouissance correspond le plus souvent à la date à laquelle est signé l'acte définitif de vente : conseillée par les notaires, c'est de loin la solution la plus prudente.

Pour une remise des clés au jour de la vente, il suffit d'indiquer dans le compromis de vente que l'entrée en jouissance aura lieu « le jour de la signature de l'acte authentique » (c'est ce qu'indique le modèle type édité par *De Particulier à Particulier*).

L'entrée en jouissance anticipée

L'acheteur peut souhaiter entrer dans les lieux avant l'acte définitif pour y effectuer des travaux ou tout simplement parce qu'il doit lui-même quitter son logement.

L'entrée en jouissance anticipée est juridiquement possible mais elle est déconseillée.

Du côté du vendeur, c'est en effet le risque, en cas de non-réalisation de la vente, d'avoir un occupant sans droit ni titre dans les lieux. Pour limiter ce risque, la date d'entrée dans les lieux doit toujours être postérieure à l'obtention par l'acheteur de son prêt. Par ailleurs, en cas de sinistre, des problèmes d'assurance peuvent survenir.

Du côté de l'acheteur, c'est le risque, en cas de non-réalisation de la vente, de ne pas se faire rembourser les travaux réalisés et de devoir au contraire indemniser le vendeur pour le temps passé dans les lieux. En outre, le fisc peut exiger le paiement des droits de mutation (5,09 % du prix de vente) un mois après l'entrée en jouissance et ce, même si l'acte définitif n'est pas encore signé !

L'entrée en jouissance différée

Si vous ne pouvez emménager dans votre nouveau logement avant la signature de l'acte définitif de vente, vous pouvez demander à rester dans le logement vendu au-delà de l'acte notarié.

Cette possibilité est parfaitement envisageable mais elle fait peser sur l'acheteur le risque d'une non-libération des lieux à la date prévue. En règle générale, pour protéger l'acheteur, une partie du prix est séquestrée par le notaire et ne vous est reversée qu'à la libération des lieux.

À savoir

La clause prévoyant l'entrée en jouissance anticipée ou différée de l'acheteur doit être rédigée dès le compromis de vente et de préférence par le notaire. Celui-ci vous exposera les conséquences juridiques et fiscales d'un tel choix et en fixera les modalités précises (existence d'une compensation financière pour le vendeur ou l'acquéreur par exemple).

La vente d'un logement loué ou occupé

Lorsque le logement mis en vente n'est pas mis en location, la situation est simple : vendeur et acquéreur fixent librement la date et les modalités de « l'entrée en jouissance » (voir ci-dessus).

En revanche, si le logement que vous mettez en vente est occupé par un locataire, deux situations peuvent se présenter :

Le logement est vendu en cours de bail

Dans cette hypothèse, il faut savoir que la vente ne met pas fin au contrat de location ; le bail se poursuit avec l'acheteur aux mêmes conditions et pour le temps restant à courir (la vente n'a donc aucune incidence pour le locataire).

L'acheteur, puisqu'il va se trouver engagé, doit avoir une parfaite connaissance de la location avant la vente définitive. Pour cela, il suffit au vendeur de déclarer dans le compromis de vente que le logement est vendu occupé, en précisant le statut de l'occupant (locataire, occupant de bonne foi), la nature précise du contrat (location vide ou meublée) et ses caractéristiques (date d'entrée dans les lieux, date d'échéance, montant des loyers et charges, etc.).

Conseil

Pour que l'information de l'acheteur soit la plus complète, le vendeur a tout intérêt à remettre à l'acheteur tous les documents qu'il a en sa possession en les annexant au compromis de vente : contrat de location, état des lieux d'entrée, inventaire, etc.

Le logement est vendu en fin de bail suite à un congé pour vente

Dans cette hypothèse, le logement sera vendu « vide », c'est-à-dire sans locataire. Il suffit pour cela d'indiquer dans le compromis de vente que le logement sera libre de « toute location, occupation ou réquisition au plus tard le jour de la signature de l'acte authentique de vente ».

Pour protéger l'acheteur, on prévoit généralement dès le compromis la sanction qui frappe le vendeur si le logement se trouve encore occupé à la remise des clés. Dans nos modèles types, la clause est ainsi rédigée :

Modèle de clause

> Faute par le VENDEUR d'avoir libéré et permis à l'acquéreur l'entrée en jouissance à la date ci-dessus convenue, le VENDEUR s'engage à payer à l'ACQUÉREUR une astreinte dont le montant est forfaitairement fixé à un millième du prix de vente ci-après indiqué par jour calendaire de retard.

Attention : dans le cadre de la location vide (loi du 6 juillet 1989), le locataire bénéficie d'un droit de préemption, c'est-à-dire d'un droit de priorité pour acheter. Si le locataire exerce ce droit, la vente se fait obligatoirement à son profit.

☞ *Voir le paragraphe « Le droit de préemption du locataire ».*

Les servitudes et l'urbanisme

Le vendeur ne peut connaître toutes les servitudes d'urbanisme grevant le bien (passage de canalisations EDF-GDF par exemple), celles-ci seront relevées par le certificat d'urbanisme que le notaire demande avant la signature de l'acte définitif de vente.

En revanche, le vendeur connaît toutes les servitudes conventionnelles qu'il a pu consentir à des tiers (servitude de passage, de puisage…) ou qui ont été créées antérieurement. Il doit indiquer celles-ci à l'acquéreur et les mentionner dans le compromis de vente.

Dans le cas d'une vente en copropriété, l'acquéreur doit se préoccuper du règlement de copropriété, notamment pour connaître ses droits et obligations futurs ; le vendeur doit lui en permettre la consultation.

Les diagnostics immobiliers

Lors d'une vente, le vendeur doit fournir à l'acheteur un certain nombre de diagnostics concernant l'état du bien vendu. Cette obligation permet à l'acquéreur d'être parfaitement informé et de s'engager ainsi en pleine connaissance de cause.

Il s'agit donc uniquement d'une obligation d'information : quel que soit le résultat du diagnostic, il n'oblige pas le vendeur à effectuer les travaux, ni à les supporter financièrement ni même à baisser son prix de vente (le prix reste le fruit d'une libre négociation).

À savoir

Seul le diagnostic assainissement oblige l'acheteur à faire procéder aux travaux de mise en conformité éventuellement nécessaires dans un délai d'un an après l'acte de vente.

Il est fortement conseillé de réaliser l'ensemble des diagnostics en amont de la signature du compromis de vente et même dès le passage de l'annonce. En effet :

- depuis le 1er janvier 2011, l'étiquette énergie (le résultat du diagnostic de performance énergétique) doit figurer dans toutes les annonces de ventes immobilières, quels que soient leurs supports (Internet, journaux, vitrines, etc.) ;
- les candidats acquéreurs sont souvent désireux de les consulter dès les visites afin de mieux appréhender le bien et de formuler, le cas échéant, une offre d'achat pertinente.

Le dossier de diagnostic technique

L'information prend la forme d'un dossier de diagnostic technique (DDT) qui doit être annexé au compromis de vente. Le DDT n'est pas un document spécifique ; il n'est en réalité que le regroupement de tous les diagnostics nécessaires à une transaction donnée.

À savoir

Il faut faire établir le DDT avant la signature du compromis, et même dès la mise en vente, car les diagnostics sont à fournir à l'acheteur au plus tard lors du compromis de vente auquel ils sont annexés.

Le dossier de diagnostic technique comprend :
- le constat de risque d'exposition au plomb (CREP) ;
- l'état mentionnant la présence ou l'absence de matériaux ou produits contenant de l'amiante ;
- l'état relatif à la présence de termites dans le bâtiment ;
- l'état des risques naturels et technologiques (ERNT) ;
- le diagnostic de performance énergétique (DPE) ;
- l'état de l'installation intérieure de gaz ;
- l'état de l'installation intérieure d'électricité ;
- le diagnostic des installations d'assainissement non collectif.

Le nombre de diagnostics inclus dans un DDT dépend :
- de la nature du bien ;
- de sa date de construction ;
- de sa localisation.

☞ Voir la rubrique
« Quels sont mes besoins en diagnostics ? »
sur le site www.pap.fr

Les différents diagnostics

Voici les différents diagnostics auxquels votre vente peut être soumise.

● Le plomb

Afin de lutter contre le saturnisme (intoxication grave liée au plomb se trouvant dans des peintures anciennes), le vendeur doit remettre à son acheteur un constat de risque d'exposition au plomb (Crep). Il s'agit de mesurer la concentration en plomb des revêtements du logement (les peintures essentiellement) et son état de conservation. Les canalisations en plomb ne sont pas concernées.

Quels biens ?

Le diagnostic plomb porte sur les logements construits avant le 1er janvier 1949. Les logements construits après cette date ainsi que les locaux professionnels ou commerciaux ne sont donc pas concernés.

En copropriété, le Crep porte exclusivement sur les parties privatives du logement, y compris les revêtements extérieurs (les volets par exemple).

Un Crep doit avoir été établi au plus tard le 12 août 2008 pour les parties communes des immeubles d'habitation construits avant le 1er janvier 1949. Vous pouvez en demander une copie au syndic afin de la fournir également à l'acheteur à titre d'information, même si vous n'en avez pas l'obligation.

Quelle durée ?

En principe, la durée de validité du CREP est d'un an. Toutefois, si celui-ci établit l'absence ou la très faible présence de revêtement contenant du plomb, il n'est pas nécessaire d'établir un nouveau diagnostic en cas de revente du bien. Le CREP initial sera alors joint lors de chaque vente.

En revanche, si le constat révèle la présence de plomb accessible (peinture dégradée) :
- le nouveau propriétaire doit effectuer des travaux de suppression du risque ;
- il doit informer les occupants, en particulier les locataires, si le logement est habité.

Rappelons que le vendeur n'est pas tenu pour autant de vendre un bien sans plomb. S'il ne fait pas les travaux, il informe l'acquéreur qui achète en connaissance de cause.

● L'amiante

Utilisé pendant longtemps comme isolant au feu, l'amiante s'est révélé cancérigène. Son utilisation a donc été interdite. Dans un souci de santé publique, le vendeur doit remettre à son acheteur un état mentionnant la présence ou l'absence de matériaux ou produits contenant de l'amiante.

Quels biens ?

Le diagnostic amiante concerne tous les biens dont le permis de construire a été délivré avant le 1er juillet 1997.

Sont visés tous les bâtiments, quel que soit leur usage (habitation, commerce), aussi bien les logements individuels que les immeubles collectifs, et aussi bien les parties privatives que les parties communes.

Quelle durée ?

Le diagnostic amiante a une durée de validité illimitée.

● Les termites

Les termites et autres insectes xylophages causent d'importants ravages dans la structure même de certains immeubles. C'est pourquoi le législateur met à la charge du vendeur une obligation d'information relative à la présence de termites dans le bâtiment.

Quels biens ?

Le diagnostic termites s'applique à tous les immeubles bâtis (maison, appartement, local) quel que soit leur usage (habitation, commerce) dès lors qu'ils sont situés dans des zones contaminées. En copropriété, seules les parties privatives sont concernées.

> **Conseil**
>
> Pour savoir si vous êtes ou non dans une zone contaminée, consultez un diagnostiqueur ou les services de la mairie ou de la préfecture.

Quelle durée ?

Le diagnostic termites doit dater de moins de six mois au moment du compromis de vente et de l'acte définitif.

L'état des risques naturels et technologiques (ERNT)

L'information préventive rend le citoyen conscient des risques majeurs auxquels il peut être exposé : informé, il est ainsi moins « vulnérable ».

Quels biens ?

Sont concernés tous les biens immobiliers situés dans une zone à risque, c'est-à-dire une zone où existe au moins un risque technologique (usine dangereuse) ou naturel prévisible (feu de forêt, avalanche, mouvement de terrains, etc.) ou sismique. Il peut s'agir d'un appartement, d'une maison, d'un local commercial, d'un garage ou même d'un terrain.

En pratique, le notaire vous demande toujours un ERNT afin de s'assurer que votre bien est ou non concerné.

Conseil

Si vous souhaitez réaliser vous-même le diagnostic, vous pouvez obtenir les documents nécessaires en mairie, sous-préfecture ou préfecture. Le diagnostic peut également être effectué par Internet sur le site de la préfecture concernée (accessible à partir du site www.prim.net).

Par ailleurs, le vendeur doit informer l'acquéreur par écrit, et dès le compromis, de tout sinistre dû à une catastrophe naturelle ou technologique ayant touché le bien vendu et donné lieu au versement d'une indemnité d'assurance. L'information porte sur la période pendant laquelle le vendeur a été propriétaire ainsi que sur la période antérieure le cas échéant, lorsque le vendeur a eu lui-même connaissance d'indemnisations passées.

À savoir

L'information sur les sinistres se fait sur simple papier libre.

Quelle durée ?

L'ERNT doit dater de moins de six mois au jour du compromis de vente et de l'acte définitif.

Le diagnostic de performance énergétique (DPE)

Dans le souci écologique de maîtrise des émissions de gaz à effet de serre, le DPE indique la quantité d'énergie effectivement consommée ou estimée pour une utilisation standardisée du logement ou du bâtiment. Ce diagnostic permet de connaître par avance les charges de chauffage.

Le classement du bien quant à sa performance énergétique indiquée dans le diagnostic doit figurer dans les annonces depuis le 1er janvier 2011. Par ailleurs, ce diagnostic est à communiquer à l'acheteur dès les visites, et il est donc nécessaire de le faire établir dès que vous êtes prêt à passer votre annonce !

Quels biens ?

Le DPE s'applique à tous les immeubles bâtis (maison, appartement, local) quel que soit leur usage (habitation, commerce) dès lors qu'ils disposent d'une installation de chauffage.

Quelle durée ?

Le DPE est valable dix ans.

Le gaz

Ce diagnostic vise à assurer la sécurité des occupants. Il consiste, notamment, en l'examen de la tuyauterie fixe, du raccordement en gaz des appareils, de la ventilation des locaux, et de la combustion.

Quels biens ?

Le diagnostic gaz ne concerne que les logements (maisons ou appartements) comportant une installation intérieure de gaz (naturel ou non) de plus de quinze ans.

> **À savoir**
>
> En copropriété, le diagnostic ne porte que sur les parties privatives.

Quelle durée ?

Le diagnostic doit avoir été établi moins de trois ans à la date du compromis.

L'état de l'installation intérieure d'électricité

Ce diagnostic fait le bilan de l'état des installations électriques datant de plus de quinze ans.

Quels biens ?

Il porte sur les logements et leurs dépendances éventuelles, mais pas sur les parties communes des immeubles en copropriété.

Quelle durée ?

L'état de l'installation intérieure d'électricité doit avoir été établi depuis moins de trois ans à la date du compromis. Il est à faire établir par un diagnostiqueur certifié.

Le contrôle de l'installation d'assainissement

Depuis le 1ᵉʳ janvier 2011 le diagnostic concernant l'assainissement est obligatoire.

Quels biens ?

Sont concernés les immeubles à usage d'habitation non raccordés au réseau public de collecte des eaux usées, donc essentiellement les maisons individuelles disposant d'une installation d'assainissement individuelle.

Quelle durée ?

Le document établi à l'issue du contrôle de l'installation individuelle d'assainissement doit être daté de moins de trois ans au moment de la signature de l'acte de vente.

Quelles conséquences ?

Contrairement aux précédents diagnostics, celui-ci peut comporter une obligation de travaux. En effet, en cas de non-conformité de l'installation d'assainissement non collectif au moment de l'acte de vente, l'acheteur est tenu de réaliser les travaux de mise aux normes dans un délai d'un an après la signature de l'acte de vente.

Responsabilité engagée

Si vous ne joignez pas les diagnostics obligatoires, vous ne pouvez pas vous exonérer de la garantie des vices cachés vis-à-vis de votre acquéreur. Autrement dit, si après la vente, votre acquéreur découvre la présence de plomb, d'amiante, de termites ou si l'installation de gaz ou d'électricité est dangereuse, il peut engager votre responsabilité afin de vous demander un dédommagement.

Conseil

Si vous ne fournissez pas l'état des risques naturels et technologiques, l'acheteur peut demander l'annulation de la vente ou une diminution du prix. Vous avez donc tout intérêt à remettre l'ERNT !

Rappelons toutefois que les diagnostics ne servent qu'à informer l'acheteur. Ainsi, quel que soit le résultat d'un diagnostic, il n'oblige jamais le vendeur à effectuer des travaux, ni à les supporter financièrement.

Faire établir un diagnostic

Pour faire établir ces diagnostics, vous devez vous adresser à un diagnostiqueur présentant les compétences et assurances requises et qui doit, en outre, depuis le 1er novembre 2007, être certifié, c'est-à-dire avoir réussi des examens nationaux théoriques et pratiques.

Le diagnostiqueur doit être en mesure de vous remettre un document par lequel il atteste sur l'honneur vous donner garantie de ses compétences et qu'il dispose des moyens en matériel et en personnel nécessaires à sa prestation. Par ailleurs, le dossier de diagnostics techniques précise le nom et l'adresse postale de l'organisme certificateur du diagnostiqueur.

☞ Pour l'ensemble de ces diagnostics,
en dehors de celui portant sur l'assainissement,
vous pouvez vous adresser au Service Diagnostics du groupe
De Particulier à Particulier.
45, rue du Cardinal-Lemoine, 75005 Paris.
Tél : 01 40 02 95 00 et www.pap.fr

Le diagnostic assainissement est à faire établir par le service chargé de ce type de contrôle mis en place par les communes. Adressez-vous à la mairie de la commune où est situé le bien pour le connaître.

Quant au métrage loi Carrez et à l'état des risques naturels et technologiques, ils peuvent être réalisés par un particulier, mais sont en pratique le plus souvent réalisés en même temps que l'ensemble des diagnostics par le diagnostiqueur.

Les charges de copropriété

Si vous vendez un lot de copropriété, vous allez également prévoir comment répartir les charges communes de l'immeuble entre votre acheteur et vous.

La répartition des charges courantes entre le vendeur et l'acquéreur

Les copropriétaires reçoivent au début de chaque trimestre des appels de charges à régler au syndic de la copropriété. Il s'agit de provisions versées au syndic pour l'entretien des parties communes de l'immeuble. Le montant de ces provisions de charges est fixé d'avance pour l'année. Les copropriétaires les règlent ensuite par quart.

Répartition légale

C'est celui qui est copropriétaire au moment où le syndic envoie son appel de fonds qui doit régler ces appels de charges. Autrement dit, tant que vous n'avez pas signé la vente définitive devant notaire, c'est à vous de régler l'intégralité de la provision trimestrielle de charges dont vous recevez l'appel. En revanche, lorsque la vente a eu lieu et que le notaire en a averti le syndic, c'est à l'acheteur.

> **Exemple**
>
> Vous avez signé le compromis le 20 juillet et vous devez signer la vente définitive chez le notaire le 20 octobre.
>
> Les charges de l'année en cours ont été fixées par la copropriété à 2 400 €, et doivent être réglées en quatre fois, le 1er jour de chaque trimestre.
>
> Le syndic vous adresse l'appel de fonds pour les charges du 4e trimestre pour un montant de 600 € à régler le 1er octobre. C'est à vous de régler l'intégralité de la somme pour le 1er octobre, soit 600 €.

C'est le notaire qui avertit le syndic de la vente, dans les jours qui suivent la signature définitive. Par conséquent, si le syndic envoie les appels de charges trimestriels juste après la vente, il est possible que ce soit encore le vendeur qui les reçoive, si le syndic n'a pas encore été prévenu du changement de propriétaire.

Il est cependant possible de répartir les charges autrement.

Prévoir une autre répartition

Rien n'interdit aux parties de prévoir une clause dans le contrat de vente prévoyant une répartition différente, au *prorata temporis* par exemple, c'est-à-dire proportionnellement au temps écoulé.

> **Exemple**
>
> Dans l'exemple précédent, vous pouvez prévoir une répartition en proportion du temps écoulé :
> C'est quand même à vous d'avancer l'intégralité des charges du 4e trimestre au syndic, soit 600 €.
> Cependant, dès la vente, le 20 octobre, l'acheteur vous rembourse sa quote-part de charges correspondant à la période allant du 21 octobre au 31 décembre, soit 470 €. Vous n'aurez donc eu, au final, que votre quote-part de charges à régler, soit 130 € pour la période du 1er au 20 octobre.

Les charges sont des provisions qui sont régularisées une fois par an. À cette occasion, les comptes peuvent révéler un solde négatif ou positif. Quelle que soit la répartition des provisions prévue lors de la vente : ce trop ou ce moins-perçu sera ensuite porté au crédit ou au débit du compte de celui qui est copropriétaire au moment de l'approbation des comptes. Pour éviter toute mauvaise surprise à votre acheteur si le solde se révèle être débiteur, vous pouvez demander au notaire de prévoir une clause de répartition à ce sujet.

> **Exemple**
>
> Vous avez ou non prévu de répartir les charges avec votre acheteur pour le trimestre au cours duquel a lieu la vente. Les provisions versées pour votre lot pour l'année s'élèvent à 2 400 €. La régularisation annuelle de charges a lieu le 15 février de l'année suivante. Elle fait appa-

raître un solde créditeur de 120 € pour votre lot. Cette somme va au crédit du compte de votre acheteur. Vous ne récupérez aucune somme sauf si vous aviez anticipé et demandé au notaire d'inscrire une clause dans les actes mettant ce solde créditeur à votre charge.

Attention : si la régularisation annuelle fait apparaître un solde débiteur, de 150 € par exemple, cette somme va au débit du compte de votre acheteur qui ne peut rien vous réclamer non plus, sauf si vous aviez anticipé et demandé au notaire d'inscrire une clause dans les actes mettant ce solde débiteur à votre charge.

Les avances

Dans la plupart des copropriétés, une réserve de trésorerie, souvent appelée « fonds de roulement », est conservée par le syndic. Généralement prévue par le règlement de copropriété, elle représente au maximum $1/6^e$ du montant du budget prévisionnel.

À savoir

Si vous avez versé de telles avances, celles-ci doivent vous être remboursées par le syndic à l'occasion de la vente. Le syndic réclame ensuite à l'acheteur sa part d'avances.

Les travaux

Lorsque des travaux sont prévus, la question se pose souvent de savoir qui du vendeur ou de l'acquéreur en est redevable.

La répartition entre vendeur et acquéreur

Répartition légale

La répartition légale est très simple : les appels de fonds doivent être acquittés par celui qui est copropriétaire au moment où ils sont exigibles. Ainsi, lorsque des travaux ont été décidés par la copropriété, les appels de fonds sont à régler par celui, entre vendeur ou acquéreur, qui est copropriétaire au moment où le syndic adresse les appels de fonds aux copropriétaires. Donc jusqu'à la vente, c'est le vendeur qui doit régler les appels de fonds pour travaux. Ensuite, c'est l'acheteur, même si les sommes à verser concernent des travaux décidés avant la vente par le vendeur.

Prévoir une autre répartition

Le vendeur et l'acquéreur peuvent toutefois choisir de répartir différemment le coût des travaux. Ainsi, par exemple, une clause du compromis peut prévoir :

- d'une part que tous les travaux votés avant la date de signature du compromis sont entièrement à la charge du vendeur ;
- d'autre part que les travaux votés entre le compromis de vente et la vente définitive sont à la charge de l'acquéreur. Le vendeur doit alors informer l'acquéreur de toute convocation à une assemblée de copropriétaires, par lettre recommandée avec accusé de réception.

À titre d'exemple nous vous proposons une clause de répartition de ce type dans l'encadré ci-dessous.

Attention : si vous insérez une clause de ce type dans le compromis de vente, elle n'a d'impact qu'entre vous et l'acheteur. Le syndic n'a pas à en tenir compte. En pratique, quelle que soit la répartition choisie, il adresse les appels de fonds à celui qui est propriétaire à ce moment-là.

Exemple de clause de répartition des travaux pour les lots en copropriété

> Le VENDEUR déclare que :
> – tous les travaux votés par l'assemblée des copropriétaires avant la date de la signature de la présente promesse sont entièrement à sa charge, qu'ils soient exécutés, en cours d'exécution ou à venir ;
> – tous les travaux qui pourraient être décidés à partir de la signature des présentes et avant la signature de l'acte authentique si celle-ci intervient, seront à la charge de l'ACQUÉREUR. Pour la validité de cette clause, le VENDEUR s'engage à avertir, par lettre recommandée avec accusé de réception, l'ACQUÉREUR de toute convocation à une assemblée, dès que lui-même en sera informé. Le VENDEUR s'engage aussi à lui déléguer tous pouvoirs pour le représenter à cette assemblée ou à voter toutes les résolutions qui y seraient prises conformément aux volontés de l'ACQUÉREUR. Faute de se soumettre à cette obligation, le VENDEUR supportera le coût des travaux votés.

Si vous décidez que les travaux votés avant la signature du compromis restent à votre charge, les appels de fonds relatifs à ces travaux qui auront lieu après la vente, seront quand même adressés à l'acheteur par le syndic.

Si vous prévoyez une clause de répartition des travaux, les sommes seront à verser dès la signature de la vente chez le notaire.

Les déclarations de l'acquéreur

L'acheteur va demander au vendeur de le renseigner sur différents points avant de déclarer en avoir pris connaissance.

Le carnet d'entretien de l'immeuble

Véritable carnet de bord de l'immeuble, le carnet d'entretien doit être établi et mis à jour par le syndic. C'est un document qui contient des informations précieuses pour votre acheteur concernant les travaux passés, les contrats en cours… Il a été conçu tout spécialement pour renseigner les acquéreurs sur l'état de l'immeuble et de ses équipements.

Que contient le carnet d'entretien de l'immeuble ? Ce carnet va renseigner votre acheteur sur de nombreux points.

Il précise en particulier l'année de réalisation des travaux importants (ravalement des façades, réfection des toitures, remplacement de l'ascenseur, de la chaudière, des canalisations, résultats des diagnostics obligatoires dans les parties communes : amiante, plomb, et travaux qui en résultent le cas échéant, etc.), l'échéancier du programme pluriannuel de travaux lorsque l'assemblée en a décidé ainsi, l'identité du syndic, la référence et la date d'échéance des contrats d'assurances de l'immeuble, et la référence des contrats d'assurance dommages-ouvrage de l'immeuble lorsque la garantie est encore en cours.

Il comporte également les références des contrats d'entretien et de maintenance des équipements communs, et leur date d'échéance.

L'acquéreur va ainsi pouvoir apprécier l'entretien général de l'immeuble et les travaux éventuels à entreprendre dans un futur proche. Il va sans dire que cela lui est très utile afin de pouvoir s'engager en toute connaissance de cause.

Après l'avoir lu, votre acheteur déclare dans le compromis en avoir pris connaissance.

Le diagnostic technique du bâtiment

Il ne faut pas confondre ce document avec le dossier de diagnostic technique dont l'intitulé est quasi similaire, et qui regroupe l'ensemble des différents diagnostics à fournir par le vendeur (voir ci-avant).

Certains immeubles font l'objet d'un diagnostic technique : ce sont les immeubles de plus de quinze ans qui appartenaient à un seul propriétaire (le plus souvent un institutionnel tel qu'une banque, une société d'assurance, mais ce peut aussi bien être une personne), et qui sont vendus par appartement. À l'occasion de cette « division » l'immeuble doit faire l'objet d'un diagnostic technique. Il porte sur : l'état apparent de l'immeuble, la solidité du toit et des murs extérieurs, les conduites et canalisations, les équipements communs, et la sécurité. Il doit être communiqué à chaque acquéreur par le notaire.

Attention : si l'acquéreur revend dans un délai de trois ans à compter de la date de ce diagnostic, il doit à son tour fournir ce diagnostic au nouvel acquéreur. Au-delà, il n'y a plus d'obligation.

Toutefois, si un tel diagnostic vous a été remis lorsque vous avez acheté, il y a plus de trois ans, vous pouvez en remettre spontanément une copie à votre acheteur, même si rien ne vous y oblige.

Après l'avoir lu, votre acheteur déclare dans le compromis en avoir pris connaissance.

Les vices cachés, les vices apparents

En tant que vendeur non professionnel, vous n'êtes pas tenu de garantir votre acheteur contre les éventuels défauts dont pourrait être atteint le bien vendu, et que vous ignorez. On dit que le vendeur est exonéré de la garantie des vices cachés. Cette exonération est toujours prévue dans le compromis et dans l'acte de vente définitif (article 1641 du Code civil) par une clause.

L'acheteur reconnaît ainsi prendre le bien dans son état, et qu'il ne pourra pas agir contre vous s'il découvre un gros défaut ultérieurement.

Attention : le vendeur peut perdre le bénéfice de cette exonération s'il est de mauvaise foi et n'a pas dévoilé un défaut important dont il avait connaissance.

La responsabilité du vendeur peut être engagée quand il est de mauvaise foi si les trois conditions suivantes sont réunies :
- il doit s'agir d'un vice caché. Contrairement à ce que l'on croit souvent, le vice caché n'est pas en soi un vice dissimulé par le vendeur mais un vice qui n'est pas apparent ;
- le vice devait exister avant la vente ;
- le vice doit rendre le logement (ou le bien concerné) impropre à l'usage auquel l'acheteur le destinait, ou en diminuer tellement l'usage qu'il ne l'aurait pas acheté, ou tout du moins pas à ce prix, s'il en avait eu connaissance.

Exemple

Problème d'infiltration sur un toit-terrasse, absence d'alimentation en eau courante, défectuosité du réseau d'assainissement, graves défauts de construction, vétusté de la toiture d'un immeuble rénové…

Si ces conditions sont réunies, l'acquéreur pourra intenter une action dans un délai de deux ans à compter de la découverte du vice. Il peut demander soit une diminution du prix (qui va correspondre en fait au montant des travaux nécessaires pour remédier à ce vice), soit même l'annulation de la vente.

> **À savoir**
>
> Si vous ne fournissez pas les différents diagnostics prévus par la loi, vous ne bénéficierez pas de l'exonération de garantie des vices cachés non plus.

L'acheteur ne peut, en revanche, agir pour un vice apparent, dont il a pu constater l'existence lors de ses visites. C'est pourquoi vous avez toujours intérêt à lui permettre de visiter le bien dans de bonnes conditions d'éclairage et d'accessibilité, ou de faire état de problèmes encore non résolus mais dont vous avez connaissance.

La vente d'un logement récent

Si vous vendez un logement construit ou lourdement rénové depuis moins de dix ans, vous devez fournir à votre acheteur l'attestation de l'assurance dommages-ouvrage qui a été souscrite lors du démarrage des travaux. En effet, cette assurance permet d'être rapidement indemnisé si jamais, dans les dix ans qui suivent sa réception, le logement subit un dommage à caractère décennal. C'est pourquoi il est nécessaire de mentionner dans le compromis la date de réception du logement, car elle détermine le point de départ de ladite garantie.

> **À savoir**
>
> Ce n'est pas parce que vous n'avez pas souscrit d'assurance dommages-ouvrage que la vente ne peut pas se faire. Simplement, l'acheteur peut en tenir compte dans la négociation du prix, car il prend un risque si jamais un désordre venait à se produire.

Les impôts locaux et fonciers

L'acquéreur déclare qu'il prendra la suite dans le paiement des charges, taxes et impôts locaux. Il s'agit en particulier de la taxe d'habitation et des taxes foncières.

La taxe d'habitation

Elle est établie selon la situation du bien au 1er janvier de l'année au cours de laquelle elle est réclamée. Il est toujours prévu que le vendeur la règle pour l'année complète pour le bien qu'il vend.

Chacun s'y retrouve, car de son côté, l'acheteur réglera celle du logement qu'il quitte. Par ailleurs, le montant de cette taxe dépend de la situation personnelle du contribuable. Elle peut donc être différente pour un même logement d'un contribuable à un autre.

Exemple

Au 1er janvier 2011 vous occupez un appartement à Ris-Orangis. Vous le vendez le 8 février 2011. Vous payez la taxe d'habitation pour toute l'année 2011.

Les taxes foncières

En ce qui concerne les taxes foncières, il est toujours prévu d'établir dans le compromis de vente un *prorata temporis*. Cette répartition a lieu dès la vente sur la base de la taxe payée par le vendeur l'année précédente.

Exemple

Vous vendez votre logement le 31 mai 2011. Vous vous fondez sur votre avis de taxe foncière de l'année de 2010 d'un montant de 500 € pour effectuer la répartition entre l'acheteur et vous. L'acheteur vous rembourse 292 € (7/12e) correspondant à la période de juin à décembre. Il s'agit d'une avance sur la taxe foncière de 2011 que vous aurez à acquitter en fin d'année dans son intégralité au Trésor public.

Les conditions suspensives de la vente

Un compromis de vente contient automatiquement des conditions suspensives. Ce sont des conditions qui, si elles ne se réalisent pas, annuleront le compromis. Chacune des parties redeviendra libre : le vendeur sera délié de son engagement, l'acquéreur ne perdra pas son indemnité.

Ces conditions sont la plupart du temps prévues en faveur de l'acheteur, afin de lui permettre de ne pas acheter, par exemple, lorsqu'il n'obtient pas ses prêts, ou s'il existe des servitudes sur le bien qui le priveraient d'une partie de son attrait.

Autant dire que chacune de ces conditions est importante et qu'il est nécessaire de s'y pencher, que vous signiez ce compromis entre vous ou devant notaire.

41

Certaines clauses figurent d'emblée dans un compromis de vente, mais vous pouvez également en prévoir d'autres. La plus connue, et la seule qui soit réglementée et obligatoire, est celle concernant l'obtention des prêts immobiliers (loi « Scrivener » codifiée dans le Code de la consommation).

La condition suspensive pour le crédit

Il est rare d'acheter son logement sans l'aide d'un prêt immobilier. Le compromis est dans ce cas automatiquement conclu sous la condition suspensive que l'acheteur obtienne ses prêts (art. L. 312-16 du Code de la consommation).

L'acheteur doit dans tous les cas préciser dans le compromis s'il l'achète ou non à l'aide d'un prêt. C'est ce qui est prévu dans nos modèles types de compromis.

Rédaction de la clause d'obtention des crédits

Lorsqu'il s'apprête à signer le compromis, votre acheteur a déjà élaboré son plan de financement. Il va donc rédiger la clause selon les éléments qu'il a préparés.

Les conditions du prêt

L'acquéreur va indiquer dans la clause relative aux crédits, le montant qu'il va emprunter, mais également comment celui-ci se décompose (caractéristiques des prêts, taux, durée…). De plus, s'il ne peut acheter qu'avec des prêts aidés (prêt à l'accession sociale, prêt conventionné), il doit l'indiquer. Vous êtes donc tout de suite prévenu, et êtes libre d'accepter ou non cet acquéreur. Si celui-ci s'est bien renseigné, a correctement fait ses comptes et n'est pas trop juste (a-t-il aussi pensé aux frais de notaire ?), les risques sont infimes.

Le délai pour obtenir les crédits

Vous allez indiquer dans le compromis le délai dont dispose votre acheteur pour obtenir ses prêts. Ce délai ne peut être inférieur à un mois à compter de la signature du compromis. Mais il s'agit d'un minimum, et c'est un peu court pour permettre à votre acquéreur d'obtenir ses prêts.

Nous vous conseillons de fixer un délai plus long. Le plus souvent, on prévoit que l'acheteur dispose de quarante-cinq jours pour obtenir ses prêts. Si l'acheteur reçoit de sa banque une proposition conforme à celle prévue pendant ce délai, on considère que la condition est bien réalisée. Il lui suffit alors de vous prévenir qu'il va pouvoir acheter votre logement.

Intérêt de cette clause

Une fois signé le compromis, l'acheteur va entreprendre ses démarches auprès des établissements de crédit pour obtenir ses prêts. S'il n'arrive pas à obtenir une offre correspondant aux caractéristiques mentionnées dans le compromis, il pourra obtenir un refus de prêt de la part de la banque. Dans ce cas, l'acheteur peut se désister. Cependant, il ne perd pas son dépôt de garantie s'il vous fait part de ce refus de prêt dans le délai que vous avez fixé pour obtenir ses crédits.

L'acheteur doit entreprendre toutes les démarches dans les meilleurs délais afin d'obtenir ses crédits tels qu'ils sont prévus. S'il ne le fait pas, il ne bénéficie plus de la protection et vous êtes en droit de ne pas lui restituer le dépôt de garantie.

Conseils aux vendeurs

N'acceptez pas de signer un compromis de vente avec une personne qui se montrerait trop évasive sur ses possibilités financières. Renseignez-vous auprès de votre banque pour connaître les possibilités de crédit, et les taux en vigueur. Vous contrôlerez mieux les dires de vos acquéreurs potentiels et saurez ainsi s'ils se sont réellement informés sur leur capacité d'emprunt. Au moment de rédiger la condition suspensive d'obtention des crédits, vous pourrez vous assurer que les conditions qu'ils posent sont adaptées.

La vente comptant avec l'achat comptant

L'acquéreur peut aussi disposer des fonds et acheter sans prêt. Dans ce cas, il déclare dans le compromis qu'il renonce au bénéfice de cette condition suspensive par une mention obligatoirement manuscrite. Cette mention est prévue dans nos modèles de compromis de vente.

Attention : si votre acheteur déclare acheter sans prêt, il ne pourra plus ensuite se désengager sans perdre l'indemnité versée à titre de dépôt.

Les autres conditions suspensives les plus fréquentes concernent l'absence de servitudes, de droit de préemption et d'hypothèque.

Les conditions suspensives d'urbanisme

Aucune vente ne se signe aujourd'hui si le notaire n'a pas obtenu un dossier concernant l'urbanisme. Celui-ci révèle les servitudes administratives qui peuvent exister sur votre terrain ou immeuble, dans quelle zone il se trouve, s'il est situé ou non sur des carrières, près de monuments classés, etc.

Le certificat d'urbanisme indiquera aussi si l'immeuble est ou non aligné, ce qui arrive souvent et ne représente pas un danger pour l'acquéreur, sauf s'il souhaite démolir le bâtiment pour ensuite reconstruire. En revanche, en matière de terrain, la révélation d'un alignement est à prendre en considération, car celui-ci pourra être rapidement mis en œuvre (se renseigner auprès de la mairie).

Les droits de préemption

Qu'est-ce qu'un droit de préemption ? C'est un droit d'achat prioritaire par un acheteur autre que le vôtre et qui va se substituer à lui.

Qui peut se substituer à l'acquéreur ? Essentiellement une collectivité publique ou un locataire occupant les lieux, car un ensemble de textes législatifs leur en donne la possibilité.

Le droit de préemption d'une collectivité publique

Comment le vendeur ou l'acquéreur peuvent-ils se renseigner pour savoir si une collectivité publique risque de préempter ? Avant même la délivrance du certificat d'urbanisme, toute personne peut se renseigner à la mairie ou à la Direction départementale des territoires (DDT).

Trois situations peuvent alors se présenter :
- l'immeuble ou le terrain est situé dans une Zad (zone d'aménagement différé) ou une pré-Zad (un périmètre provisoire de Zad) ;
- l'immeuble, achevé depuis plus de dix ans, ou le terrain est soumis au DPU (droit de préemption urbain). Cela concerne les

communes dotées d'un Pos (plan d'occupation des sols) ou d'un Plu (plan local d'urbanisme) ;
- l'immeuble ou le terrain se trouve dans un « espace naturel sensible ».

Dans ces trois cas, l'exercice d'un droit de préemption est possible mais non certain. Seule la poursuite de la transaction permettra de le savoir. Sur le plan pratique, votre notaire devra adresser une DIA (déclaration d'intention d'aliéner) à la collectivité titulaire du droit. Les délais de réponse en matière de Zad et de DPU étant de deux mois, et de trois mois en matière de périmètre sensible, prévoyez le délai de réalisation de la vente en conséquence, à compter du dépôt de votre compromis, pour que le notaire puisse procéder à ces déclarations.

Le droit de préemption du locataire

Le droit ne peut évidemment exister que si un locataire occupe le local vendu.

Trois cas peuvent alors se présenter :
- il s'agit de la première vente d'un appartement depuis la division d'un immeuble par lots (mise en copropriété). Si vous êtes dans ce cas, reportez-vous à nos annexes, à la fin de ce guide. Le texte de l'article 10 de la loi du 31 décembre 1975 précise les démarches à effectuer, et vous noterez tout de suite que le délai accordé au locataire pour préempter est de deux mois ;
- il s'agit de la vente en une seule fois de la totalité d'un immeuble comportant plus de dix logements à un acquéreur refusant de proroger les baux en cours pour une durée de six années. Vous devez alors notifier la vente à chaque locataire qui dispose dans ce cas d'un délai de quatre mois pour préempter. Notez que dans ce cas la mairie doit également être informée des conditions de la vente pour lui permettre, le cas échéant, de préempter afin d'assurer le maintien dans les lieux des locataires (cette disposition figure dans les annexes, à l'article 10-1 de la loi du 31 décembre 1975) ;
- il s'agit de la vente de logements loués conformément aux dispositions de la loi du 6 juillet 1989. Six mois avant l'expiration du bail, vous devez informer votre locataire de votre intention de

vendre le logement. À cet effet, vous devez lui envoyer un congé pour vente par lettre recommandée avec accusé de réception ou par acte d'huissier. À réception du congé, votre locataire dispose de deux mois pour donner sa réponse. S'il ne répond pas ou s'il refuse votre proposition, l'offre de vente devient caduque. Il devra alors quitter les lieux à l'expiration du délai de préavis. À l'inverse, s'il accepte, dans le délai de deux mois précité, l'offre de vente, il doit vous en informer par lettre recommandée avec accusé de réception. À réception de sa réponse, il dispose de deux mois pour signer l'acte de vente. Ce délai est porté à quatre mois en cas de recours à un prêt immobilier.

Par la suite, si vous vendez à un prix inférieur ou à des conditions plus avantageuses que celles initialement prévues dans l'offre, votre locataire dispose d'un deuxième droit de préemption. Autrement dit, obligation vous est faite de proposer à nouveau la vente à votre locataire. Si vous ne le faites pas, le notaire devra s'en charger impérativement. L'offre est valable pendant un mois à compter de la réception et elle est caduque au-delà si elle n'a pas été acceptée. Le locataire dispose alors de deux mois pour réaliser la vente. Ce délai passe à quatre mois si le locataire a besoin d'un prêt.

Conseils aux vendeurs

Dès que vous souhaitez vendre, prévenez votre locataire. Essayez de connaître ses intentions et ses limites financières.

Conseils aux acquéreurs

Quand vous vous portez acquéreur d'un logement loué, pensez que ce droit de préemption et toutes les autres législations qui protègent le locataire (exemple : pas d'expulsion pendant les mois d'hiver) risquent de retarder le moment où le local sera libéré.

La présence d'hypothèque

Si vous aviez acheté le bien que vous vous apprêtez à vendre à l'aide d'emprunts, il est probable que ceux-ci aient été garantis par une hypothèque.

Une hypothèque est une garantie souvent demandée par la banque qui vous octroie un crédit pour l'achat d'un logement. Si vous ne remboursez pas votre prêt, cela lui permet de saisir le logement et de le vendre aux enchères afin de se rembourser.

Au moment où vous allez revendre le bien, si vous avez déjà fini de rembourser vos crédits, le notaire demande une « mainlevée de l'hypothèque » pour en attester. Vous aurez d'ailleurs à en régler les frais. Cela vous coûtera un peu moins de 1 % du montant emprunté.

> **À savoir**
>
> La formalité de mainlevée d'hypothèque n'est pas nécessaire si vous avez fini de rembourser votre crédit depuis au moins deux ans.

En revanche, si vous n'avez pas fini de rembourser le prêt, le notaire va interroger la banque pour connaître le solde de l'emprunt restant dû. Il va ensuite s'assurer que le prix de vente permet de couvrir ce montant. Dans ce cas, la vente peut avoir lieu. En revanche, dans le cas inverse, elle ne se fera pas.

C'est pourquoi on insère une clause dans le compromis de vente qui prévoit que l'acquéreur achète à condition qu'il n'y ait pas d'inscription hypothécaire supérieure au prix de vente.

Est-il possible d'ajouter d'autres conditions suspensives ?

Certaines situations particulières peuvent amener l'acquéreur à ne souhaiter acheter qu'en soumettant son acquisition à d'autres conditions qu'il notera alors dans le compromis si, bien entendu, vous les acceptez ! En voici quelques exemples.

Le changement d'usage

L'acquéreur souhaite habiter dans une ancienne boutique, dans une ancienne usine en vue de la transformer en loft, ou exercer une profession libérale dans un logement dont l'usage actuel se limite à l'habitation ? Le changement d'usage est possible, mais encore faut-il qu'il soit autorisé par le règlement de copropriété et les services de l'urbanisme. Voilà pourquoi il est souhaitable d'introduire une telle condition suspensive. Par exemple, l'acquéreur déclare qu'il ne réitérera les présentes qu'à la condition que les biens acquis puissent être destinés à un usage d'habitation, ou à l'usage d'une activité professionnelle ou commerciale.

● La possibilité de construire

Cas fréquent lors de l'achat d'un terrain : l'acquéreur ne souhaite l'acquérir que s'il est autorisé à y réaliser un projet conforme à ses désirs. Il peut déposer une demande de permis de construire dès la signature du compromis et ne signer, dans un deuxième temps, la vente définitive que s'il a entre-temps obtenu son permis. À condition, bien sûr, que vous acceptiez cette condition, car si cela offre plus de garantie à l'acquéreur, cela va vous demander de la patience. Aussi, le projet de votre acheteur doit-il être réaliste !

> **Conseil**
>
> Accédez à cette demande seulement si le projet de votre acheteur est suffisamment précis (description des principales caractéristiques du projet), et s'il s'engage à déposer sa demande dans un court délai, par exemple deux mois au maximum à compter de la signature du compromis. Et prévoyez un délai maximal de réalisation de cette clause, sachant que le délai usuel pour obtenir le permis de construire d'une maison est de deux mois.

Si vous acceptez une telle condition, vous devrez donc attendre en général au moins quatre mois (compter deux mois pour le dépôt du permis, plus deux mois pour la réponse de l'administration) avant de savoir si la vente peut se faire.

● La possibilité de modifier des parties communes

Dans un immeuble en copropriété, un acquéreur peut souhaiter réunir deux lots contigus et vouloir les relier (en perçant un mur ou un plancher porteurs), adjoindre à son appartement des w.-c. ou un débarras situés sur un palier, etc. Dans ce cas, l'autorisation de la copropriété est nécessaire, car on touche à une partie commune. Si

48

vous en êtes d'accord, votre acheteur va signer le compromis sous la condition suspensive d'obtenir cette autorisation de l'assemblée.

Tant que l'acte de vente définitif n'est pas signé, seul le vendeur peut solliciter qu'une question soit inscrite à l'ordre du jour d'une assemblée générale de copropriété. C'est donc à vous de vous en charger, si vous acceptez de vendre à cette condition.

Lettre type

> L'acquéreur déclare qu'il ne réitérera les présentes qu'à la condition d'obtenir l'autorisation de l'assemblée des copropriétaires pour .... (citer ici, de façon précise, les transformations désirées).
>
> Il s'engage à présenter sa demande écrite accompagnée de tous les plans relatifs à ces modifications, au plus tard le .... au vendeur qui accomplira toutes les démarches auprès du syndic.

L'achat sous condition de la vente de son propre bien

C'est très tentant pour un acquéreur d'introduire une condition suspensive dans sa promesse de vente telle que « J'achète votre bien si je vends le mien ». Encore faut-il que le vendeur l'accepte, car cette condition fait peser une réelle incertitude sur la vente de son bien et l'immobilise pendant un certain temps. De plus, pour qu'une condition de ce type soit valable, elle doit impérativement être rédigée par un juriste, donc un notaire, et avec le plus grand soin : en précisant une date butoir et le prix auquel le bien sera vendu. Même en prenant toutes ces précautions, certains notaires se montrent très réticents à introduire ce type de clause dans les compromis, en particulier si l'acheteur n'a pas encore trouvé d'acheteur pour son propre bien.

Conseil

Du fait de l'aléa important que représente ce type de clause pour le vendeur, faites préalablement le point avec le notaire avant de décider d'accepter de vendre à cette condition.

Le délai de réalisation de la vente

Vous allez devoir prévoir dès la signature du compromis le délai maximal dans lequel l'acte de vente définitif devra être signé. C'est ce que l'on appelle le délai de réalisation de la vente.

Le délai d'usage

Il faut en principe compter trois mois, voire quatre, entre le compromis et la vente définitive. Une fois votre calcul fait, vous allez indiquer dans le compromis la date butoir à laquelle la vente doit être signée. Il est possible, si vous et votre acheteur êtes d'accord et si le notaire a accompli toutes les formalités, de signer la vente avant cette date.

Le délai de réalisation peut aussi être plus long.

Le délai maximal

Vous pouvez, par exemple, prévoir un délai de six mois, suivant ce qui vous arrange vous-même ainsi que l'acquéreur.

Toutefois, le compromis signé entre particuliers ne peut prévoir un délai de réalisation de la vente de plus de dix-huit mois à compter du compromis, sous peine de nullité. Rien ne vous interdit cependant d'envisager un délai dépassant les dix-huit mois, ou de proroger le compromis initial pour une durée qui le porte à plus de dix-huit mois. Dans ce cas, pour que l'acte soit valable, vous devez obligatoirement faire appel au notaire pour le rédiger et vous le faire signer.

De plus, pour sécuriser votre transaction, la loi impose dans ce cas à votre acheteur de verser une indemnité d'immobilisation d'un montant minimal de 5 % sous forme de caution ou de dépôt entre les mains du notaire.

La possibilité de substitution

Il arrive qu'un acheteur achète en son nom, tout en sachant dès le départ qu'il va, par la suite, créer une société qui achètera. Un acheteur peut aussi saisir une opportunité, « l'affaire à ne pas manquer », pour le compte d'un parent ou ami qui est momentanément absent en signant lui-même le compromis. Enfin, il peut aussi arriver qu'un acheteur ne souhaite plus acheter mais souhaite se faire remplacer par un autre afin de ne pas perdre son dépôt de garantie.

Dans ce cas, il est possible de prévoir dans la rubrique intitulée « clause particulière », une clause de substitution : ce type de clause doit être rédigé de préférence par le notaire.

Pour éviter que le vendeur ne se trouve dans une situation embarrassante, avec un nouvel acquéreur lui imposant de nouvelles conditions suspensives, il est conseillé de prévoir que le substitué ne bénéficiera pas de nouvelles clauses suspensives, qu'il renoncera même à celle concernant le crédit, et qu'en plus l'acquéreur initial restera garant du substitué. Enfin, le vendeur doit être tenu informé de cette substitution.

L'élection de domicile

Le compromis de vente occasionne un certain nombre de formalités qui vont donner lieu à des correspondances entre le vendeur et l'acquéreur. Pour que celles-ci vous parviennent ainsi qu'à l'acheteur, il est nécessaire de mentionner les adresses où le courrier peut vous être adressé entre le compromis de vente et la vente. Le plus souvent, il s'agit de l'adresse de votre domicile.

Il s'agit parfois d'une adresse différente de celle où vous résidez au moment de la signature du compromis. C'est le cas, par exemple si vous devez partir en voyage plusieurs mois.

Si vous vous absentez de votre domicile entre le compromis et la vente, vous pouvez indiquer par exemple l'adresse de votre lieu de villégiature, d'un parent ou encore celle de l'étude de votre notaire (à condition d'avoir obtenu son accord).

Les mots ou lignes rayés nuls

On doit inscrire dans la marge le nombre de mots ou bien le nombre de lignes rayés nuls. Chaque page doit aussi comporter le paraphe de tous les intervenants. À la fin du compromis, on appose sa signature en entier, en faisant précéder celle-ci de la mention « Lu et approuvé, bon pour accord ».

Les conditions financières de la vente

L'élément principal du compromis, c'est, bien sûr, le prix auquel vous vendez le bien.

Le prix

Le prix est fixé librement par le vendeur.

Le prix de vente du bien

Nous l'avons vu à l'occasion de la rédaction de votre annonce, vous avez intérêt à établir ce prix en comparaison avec des biens similaires afin d'être au plus près du prix du marché, en n'hésitant pas à faire appel à des professionnels de l'évaluation.

☞ *Pour faire évaluer votre bien, vous pouvez faire appel au Service Évaluation du groupe Particulier à Particulier : 45, rue du Cardinal-Lemoine, 75005 Paris Tél. : 01 40 02 95 00 et www.pap.fr*

Soit l'acheteur accepte d'acheter au prix que vous avez fixé, soit il le négocie avec vous. Au moment de signer le compromis, ce prix doit être déterminé car vous allez l'y inscrire.

La vente aura lieu moyennant le prix principal (on entend par prix principal le prix sans frais annexes) de « cent quarante mille euros ».

Le prix concerne le bien immobilier, mais peut également englober certains meubles vendus en même temps.

Le prix des meubles vendus avec le bien

Si vous vendez des meubles avec le logement : cuisine équipée, bibliothèque, rideaux, vasques fleuries… vous pouvez en évaluer le prix afin de le faire ressortir du prix global de la vente.

Le prix des meubles ne doit bien évidemment représenter qu'une faible part du prix global de la transaction.

Dans une telle hypothèse, il est indispensable de rédiger un état des lieux dont vous conserverez chacun un exemplaire dûment signé, mais nous vous conseillons de faire en plus un inventaire. En effet, dans le cas d'une vente avec des meubles, il est bon de chiffrer le prix de ces meubles et de distinguer cette somme du montant de la vente. Cela est intéressant pour vous si vous avez une plus-value à payer, et pour l'acquéreur la vente des meubles est dispensée de frais de mutation (donc moins de frais de notaire).

Le notaire qui va s'occuper de la vente doit s'assurer de la réalité de ces meubles et du prix demandé. Si vous avez conservé les factures des meubles en question, pensez à les mettre de côté. Elles vous permettront d'établir leur prix en appliquant une décote selon leur ancienneté.

Les frais de notaire

Les frais de notaire, composante importante du prix d'acquisition d'un bien immobilier, sont toujours à la charge de l'acquéreur. Ils représentent en moyenne un coût supplémentaire d'environ 6 à 7 % du prix d'achat dans l'ancien.

Il s'agit essentiellement des droits d'enregistrement au taux de 5,09 %, et des émoluments tarifés du notaire (sa rémunération).

☞ Vous pouvez évaluer très facilement ces frais à partir de notre site www.pap.fr en cliquant sur « Calculettes » puis « Frais de notaire », ou les calculer vous-même à l'aide de notre guide Les Frais de notaire *en vente dans nos différentes antennes ou téléchargeable à partir de notre site.*

Attention : ces frais ne sont pas compris dans le prix de vente que vous indiquez dans le compromis, mais l'acquéreur ne doit pas oublier de les compter pour évaluer le coût global de l'achat.

Le versement d'une somme d'argent

En contrepartie de votre engagement à vendre, vous pouvez demander à l'acquéreur de verser une certaine somme à l'expiration du délai de rétractation de sept jours. Il est possible de demander une somme maximale équivalant à 10 % du montant du prix de vente.

À savoir

Aujourd'hui, il est d'usage de demander une somme comprise entre 5 % et 10 %.

À vous de déterminer la somme selon le prix plus ou moins élevé du bien, et selon les fonds dont peut disposer rapidement l'acquéreur. Toutefois, si vous prévoyez un délai de plus de dix-huit mois entre le compromis et l'acte de vente définitif, l'acheteur est tenu de verser une indemnité d'immobilisation d'un montant minimal de 5 % du prix de vente sous forme de dépôt ou de caution auprès du notaire.

Cette somme d'argent peut avoir différentes qualifications juridiques selon le souhait du vendeur et de l'acquéreur. Quel que soit le choix des parties, il est important de fixer précisément le sort des sommes versées lors de la signature du contrat, comme les indemnisations prévues dans le cas où la vente ne se réaliserait pas. Et ce, afin d'éviter bien des problèmes en cas de litige.

Acompte ou dépôt de garantie

En principe et d'une manière générale, la somme versée par l'acheteur constitue un acompte sur le prix, à valoir sur celui-ci. Le complément sera versé lors de la signature de l'acte de vente définitif.

Il est souvent prévu dans les compromis de vente que l'acompte restera acquis au vendeur si la vente n'est pas réalisée du fait de l'acheteur.

Une telle clause peut s'analyser comme une clause de dédit. Cela veut dire que si l'acheteur ne souhaite pas signer l'acte définitif, il accepte d'abandonner les 10 % versés au profit du vendeur. C'est cette solution que le journal *De Particulier à Particulier* a choisie et ce, pour les deux raisons suivantes :
- le vendeur est indemnisé dès la constatation de la non-volonté de l'acquéreur de signer l'acte de vente définitif ;
- le vendeur retrouve immédiatement sa liberté lui permettant de remettre aussitôt son bien en vente.

Conseil

Il est toujours prudent de formaliser cette renonciation de l'acquéreur par un protocole signé devant notaire.

Arrhes

Si le vendeur et l'acquéreur veulent se réserver la faculté de se départir du compromis de vente, ils vont qualifier d'« arrhes » la somme versée. Si l'acheteur se dédit, il perd la somme qu'il avait remise. Quant à vous, si vous ne voulez plus vendre, vous devrez restituer à l'acquéreur le double des arrhes reçues.

En pratique, on choisit rarement de qualifier d'arrhes la somme perçue par le vendeur car cela apporte trop d'insécurité à la transaction.

La clause pénale

C'est une clause selon laquelle, lorsqu'une des parties refuse de conclure la vente, l'autre peut, au choix, soit l'y contraindre judiciairement, soit recevoir un montant fixé forfaitairement au départ lors de la signature du compromis. La clause pénale joue à la fois le rôle d'une menace et d'une pénalité financière.

Toutefois, le montant fixé par la clause pénale n'est jamais acquis d'avance. Si, par exemple, l'acheteur ne veut plus acheter, et que vous lui réclamez la somme prévue au titre de la clause pénale, il peut, s'il en trouve le montant trop élevé, demander au juge de la revoir à la baisse. Inversement, si le magistrat la juge trop faible, il peut l'augmenter !

Il ne faut pas confondre clause pénale et faculté de dédit. Ainsi, l'acquéreur ne peut choisir de refuser de signer l'acte de vente définitif en abandonnant le dépôt de garantie à titre de clause pénale. Car s'il ne veut plus acheter, vous pouvez préférer l'y contraindre en saisissant le tribunal. De même, vous ne pouvez pas décider de ne plus vendre en payant le montant de l'indemnité fixée au titre de la clause pénale. En effet, l'acheteur peut préférer exiger que la vente soit conclue par l'intermédiaire d'une procédure judiciaire.

Quelle que soit la somme d'argent versée par l'acheteur au moment du compromis, celle-ci est remise au notaire en attendant la vente, sur un compte séquestre.

Le séquestre

L'acquéreur doit toujours verser le dépôt de garantie par chèque libellé à l'ordre du notaire chargé de la vente. Dès que le notaire reçoit le chèque, il le dépose sur un compte séquestre. Autrement dit, le chèque est très vite débité, ce qu'oublient souvent les acquéreurs. Par ailleurs, le vendeur ne peut disposer de cette somme qui est « séquestrée ».

Conseil

Prévenez votre acheteur que le chèque doit être crédité car il va être déposé et débité dans les jours qui suivent le compromis sans attendre la fin du délai de rétractation, quand le compromis est signé devant notaire, et dès la fin du délai de rétractation, si le compromis est signé sous signature privée.

Pourquoi cette précaution ?
- pour être sûr que le chèque est provisionné ;
- pour pouvoir remettre cette somme :
  - soit au vendeur lorsque l'acheteur n'achète pas dans le délai et aux conditions convenus alors que toutes les conditions suspensives se sont réalisées ;
  - soit à l'acquéreur si une ou plusieurs conditions suspensives stipulées dans le compromis de vente ne sont pas réalisées.

La réalisation de la vente

L'acte de vente est impérativement préparé par le notaire.

Entre la promesse et l'acte de vente

Une fois le compromis signé, l'essentiel est fait en attendant la signature de la vente, quelques mois plus tard, chez le notaire. Si vous avez signé le compromis devant notaire, vous lui avez déjà fourni tous les documents. Sinon, c'est le moment de les lui transmettre.

Les documents à transmettre au notaire

Si vous avez signé le compromis entre particuliers, il vous reste à en transmettre un exemplaire ou une copie au notaire, ainsi que les différents documents nécessaires à la préparation de l'acte de vente : votre titre de propriété, le nom de la banque si vous avez toujours un prêt en cours, votre état civil, si vous êtes mariés votre livret de famille indiquant quel est votre contrat de mariage, les diagnostics, le règlement de copropriété et la copie du carnet d'entretien de l'immeuble, les coordonnées du syndic, l'avis de taxe foncière, le certificat de conformité s'il s'agit d'une maison individuelle…

Et également, le chèque de l'acheteur représentant entre 5 et 10 % du prix de vente, à l'ordre du notaire.

C'est le notaire qui va prendre le relais pour effectuer les différentes formalités, notamment la demande de certificat d'urbanisme, d'état de situation hypothécaire ainsi que la déclaration d'intention d'aliéner. Le notaire se charge également de solliciter un questionnaire sur les charges au syndic.

Le point sur les charges de copropriété

Si vous vendez un lot de copropriété tel qu'un appartement, le notaire envoie un questionnaire au syndic pour connaître précisément les charges afférentes à votre lot. D'une part pour faire le point sur le compte de vos charges avec le syndic, d'autre part pour informer votre acheteur de celles qu'il aura à supporter. Le syndic adresse en réponse au notaire ce que l'on appelle un « état daté » en trois points :

- le premier point mentionne les sommes restant dues par le vendeur à la date de la vente. Y figurent, par exemple, d'éventuels impayés des exercices antérieurs ;
- si la copropriété vous doit des sommes, celles-ci sont indiquées dans un deuxième point ;
- le troisième point renseigne votre acheteur sur les différentes charges qu'il aura à supporter, une fois devenu propriétaire.

Pour cela, le syndic indique les sommes que vous avez eues à régler lors des deux derniers exercices pour les charges courantes et les travaux, ainsi que les avances (ancien fonds de roulement). Le document doit également indiquer si le syndicat est partie à un procès en cours.

Conseil

Mieux vaut être à jour de ses comptes !

Une fois signé le compromis et avant la signature de l'acte de vente, le syndic adresse au notaire un certificat (prévu cette fois par l'article 20 de la loi de 1965) attestant que vous êtes à jour de vos charges.

Si ce n'est pas le cas, le notaire adresse notification de la vente au syndic qui dispose alors de 15 jours pour faire opposition sur le prix de vente. Comme vous le voyez, mieux vaut régler ce problème avant la vente !

À savoir

C'est à vous de régler les honoraires pour les différentes démarches effectuées par le syndic lors de la vente.

Lorsque tout est prêt, il ne vous reste plus qu'à prendre rendez-vous chez le notaire pour signer l'acte de vente définitif.

La signature chez le notaire : l'acte définitif

Vous n'avez donc plus qu'à vous rendre au rendez-vous muni des clés du bien. Le notaire vous fait lecture de l'acte que vous signez, ainsi que l'acheteur.

Si vous avez convenu de prendre à votre charge certains travaux de copropriété, le notaire prélèvera les sommes dues sur le prix de vente.

Si vous avez conservé les précédents titres de propriété remis par votre propre vendeur, vous pouvez également les remettre à votre acheteur, cela lui permettra de mieux connaître l'histoire du bien acheté.

Une fois l'acte de vente signé, l'acheteur s'acquitte du paiement, et de votre côté vous lui remettez les clés.

Le paiement du prix au vendeur

C'est après la publication aux hypothèques que le notaire peut vous verser le montant de la vente. Cette formalité peut hélas prendre trois semaines à un mois. Cependant, dans certaines régions et notamment à Paris, les notaires ont aujourd'hui la possibilité de remettre plus rapidement le montant du prix de vente au vendeur (en règle générale sous huitaine).

Le titre de propriété

Tout acquéreur pense sortir du rendez-vous de signature de l'acte authentique avec... son titre de propriété ! C'est ignorer que le notaire doit encore procéder à un ensemble de formalités et attendre que le bureau des hypothèques lui remette ce titre. Entre six mois et un an…

En revanche, le notaire peut lui délivrer, en attendant, une ou plusieurs attestations qui prouveront son achat.

Quelques conseils

Conseils aux vendeurs	Conseils aux acquéreurs
Au stade du projet	
• Déterminez la valeur de votre bien par comparaison ou en faisant faire une évaluation. • Pensez à la TVA (si votre logement a moins de cinq ans) et aux plus-values éventuelles. • Constituez votre dossier (titre de propriété, règlement de copropriété, livret de famille, procurations si nécessaire). • Renseignez-vous auprès de votre mairie (Zad, droit de préemption urbain – DPU, etc.). • Procurez-vous quatre modèles de compromis de vente et, le cas échéant, un état des lieux et des fiches de renseignements, pour pouvoir signer rapidement. • Faites établir les diagnostics du bien par un diagnostiqueur professionnel certifié.	• Connaissez vos capacités d'emprunt (auprès de votre banque et de tout autre organisme financier afin de pouvoir comparer). • N'oubliez pas les frais d'acquisition (en évaluer le montant sur notre site www.pap.fr ou à l'aide du guide intitulé *Savoir acheter son bien immobilier*), le fonds de roulement. Pensez que si vous traitez par une agence, ces frais seront plus élevés puisque les frais de notaire sont calculés sur l'ensemble (prix d'achat et commission). • Sachez à quel nom acquérir votre bien. • Procurez-vous un modèle de compromis de vente pour vous documenter.
Lors de la visite	
• Ne recevez un visiteur qu'après avoir contrôlé ses coordonnées (lors de la prise de rendez-vous, demandez-les lui sous prétexte de pouvoir le rappeler en cas d'empêchement). • Facilitez la visite de vos acquéreurs (faire un plan, même à main levée et délivrer des photocopies aux visiteurs intéressés, donner des fiches de renseignements, le nom du syndic, le montant des charges…). • Accompagnez vos visiteurs (ranger les objets précieux). • Préparez les différents documents à présenter aux intéressés : relevé de charges du syndic, dernier PV d'assemblée générale, dossier de diagnostic technique…	• Munissez-vous d'un mètre. • Visitez rapidement le local. Si vous êtes intéressé, procédez alors à un examen minutieux pièce par pièce. Efforcez-vous de regarder d'abord le plafond, ensuite les murs et menuiseries, enfin le sol. • Informez-vous sur les éléments de décoration et les équipements restants. • Vérifiez la surface, visitez les locaux annexes (chambre de service, cave…). • Demandez le montant des charges, les travaux futurs à réaliser, le nom du syndic pour se faire confirmer ensuite ces renseignements. • Demandez à consulter le dossier de diagnostic technique.

Vendre son bien immobilier

Lors du compromis de vente	
• Ne signez qu'avec un acquéreur bien renseigné sur ses possibilités de crédit. • Ne remettez jamais les clés du bien immédiatement. • Si certains équipements ou décorations restent, dressez un état des lieux et/ou un inventaire contradictoirement.	• Consultez le titre de propriété du vendeur pour identifier les propriétaires du bien et sa destination (habitation, professionnel…). • Demandez les derniers relevés de charges, comptes rendus des assemblées générales et avertissements des impôts locaux de l'année, si vous signez le compromis de vente lors de la première visite. • Dressez avec le vendeur l'état des lieux et l'inventaire si nécessaire.

Le délai de rétractation	
• Envoyez par lettre recommandée avec AR le compromis de vente à chacun de vos acquéreurs. • Le ou les acquéreurs dispose(nt) de sept jours pour se rétracter, c'est-à-dire pour décider éventuellement de changer d'avis et de ne plus acheter. • Vous ne pouvez réclamer à l'acquéreur pendant le délai de rétractation les 10 % du dépôt de garantie. **Important :** en revanche, si la signature du compromis a lieu devant notaire, l'acheteur verse les 10 % au notaire dès la signature du compromis.	• À compter du lendemain de la première présentation de la lettre recommandée avec AR, vous disposez de sept jours pour vous rétracter ; • si vous ne vous manifestez pas pendant ce délai pour signifier que vous revenez sur votre décision, vous êtes alors définitivement engagé ; • vous verserez les 10 % au vendeur à l'expiration du délai de rétractation de sept jours. **À savoir :** si vous signez devant notaire, vous versez les 10 % dès la signature du compromis.

Le notaire	
• Prenez rendez-vous avec votre notaire dès le délai de rétractation expiré. Remettez-lui le compromis ainsi que le chèque de dépôt de garantie et votre titre de propriété. Si vous n'avez pas encore remboursé tous vos crédits d'achat, donnez-lui le dernier avis d'appel de remboursement.	• Prenez rendez-vous avec votre notaire, si vous en avez un, puisque cela ne change en rien les frais. Remettez-lui votre compromis de vente. Si vous n'avez pas de notaire, prenez contact avec le notaire du vendeur.

Avant la vente	
• Réglez à votre syndic l'éventuel reliquat de charges environ quinze jours avant la date de vente prévue. • Demandez-lui de vous remettre après paiement un quitus daté.	• Demandez vos crédits dès signature du compromis de vente ; informez le notaire du ou des organismes financiers sollicités. • Respectez scrupuleusement les dates figurant dans le compromis, notamment pour l'obtention du crédit.

Le jour de la vente	
• Demandez le remboursement du fonds de roulement, dans le cas d'une copropriété. **À noter :** le syndic attendra d'avoir reçu notification de la vente pour vous le restituer.	• Visitez les lieux juste avant la signature notariée (vérifier la conformité avec l'état des lieux ou/et l'inventaire). • Demandez au notaire des attestations de propriété.

Questions-réponses

Le notaire peut-il encaisser le chèque du dépôt de garantie avant la signature de l'acte authentique ?

Le déblocage du dépôt de garantie s'effectue très rapidement après remise du chèque au notaire, donc à l'issue du délai de rétractation de sept jours si vous signez sous seing privé. Sachez qu'en revanche, si vous signez devant notaire, celui-ci peut encaisser ce chèque immédiatement.

Le vendeur m'a fait inscrire le nom d'un notaire sur le compromis de vente, or je souhaite en choisir un autre. Est-ce possible ?

Oui, car le choix d'un notaire n'a pas un caractère contractuel. Rappelons que chaque partie peut se faire assister d'un notaire, et cela n'occasionne aucuns frais supplémentaires.

Puis-je proroger le délai de signature de l'acte authentique prévu dans le compromis de vente ?

Oui, avec l'accord exprès, c'est-à-dire écrit, des parties signataires.

Un enfant mineur peut-il acquérir un bien ?

Oui, mais il faudra selon le cas obtenir l'accord du juge des tutelles ou du conseil de famille dans le cadre d'une tutelle. Dans cette hypothèse, le compromis de vente devra être fait sous la condition suspensive de ces autorisations légales.

"

Résidence principale ou secondaire ? Dois-je le déclarer lors de l'achat ?

Non. L'affectation personnelle d'un bien immobilier n'a pas à être déclarée lors de son achat.

Quand l'acheteur bénéficie-t-il de frais de notaire réduits ?

L'acheteur bénéficie de frais d'achat réduits s'il achète soit un bien vendu en état futur d'achèvement, soit un bien vendu après achèvement, mais à la triple condition :

- que le vendeur ait lui-même acheté ce bien en Vefa (Vente en l'état futur d'achèvement) ;
- que la vente intervienne dans les cinq années de l'achèvement ;
- que la vente n'ait pas été précédée d'une autre vente postérieure à l'achèvement et consentie au profit d'une personne n'ayant pas la qualité de marchands de biens.

Dans chacune de ces situations, l'acquéreur paiera donc des frais réduits (environ 3 % du prix de vente) ; mais le vendeur doit savoir qu'il paiera la taxe sur la valeur ajoutée qui correspond à l'impôt sur la plus-value (voir aussi notre guide *Les Frais de notaire*).

L'acheteur libelle le chèque du dépôt de garantie au nom du notaire du vendeur. Doit-il le remettre au vendeur, ou l'adresser à son notaire ?

Le chèque du montant du dépôt de garantie étant établi à l'ordre du notaire, lui seul pourra l'encaisser. En revanche, l'acheteur peut préférer l'adresser directement au notaire par la poste en présence du vendeur, plutôt que de le remettre au vendeur.

L'acquéreur ne vient pas signer l'acte authentique. Que se passe-t-il ?

Si l'acquéreur ne vient pas signer l'acte authentique, il doit savoir qu'il risque d'être considéré comme défaillant, et donc de perdre son dépôt de garantie. En outre, il peut se voir contraint de réaliser la vente.

La cheminée Louis XVI a disparu ou la cuisine n'est plus équipée ?

Pour éviter ce genre de déconvenue, faites un état des lieux que vous annexerez au compromis de vente et visitez les lieux juste avant la signature de l'acte notarié de vente. Vous saurez par la même occasion si les lieux sont bien libérés (voir question suivante).

Le vendeur a oublié de déménager son grenier ou sa cave ?

Si le vendeur s'est engagé, lors du compromis de vente, à libérer les lieux le jour de la signature de la vente, il faut considérer qu'il n'exécute pas les engagements qu'il avait pris alors. Signalez ce fait au notaire rédacteur de l'acte, il séquestrera une partie du montant de la vente sur un compte bloqué, jusqu'au jour de la libération définitive de la totalité des biens vendus. Prévoyez aussi, si vous craignez un déménagement trop tardif, une astreinte par jour de retard.

Dans le cas d'une location soumise à la loi de 1948, puis-je légalement proposer une reprise au locataire pour qu'il quitte les lieux ?

Le droit de reprise est strictement réglementé par la loi de 1948, qui est d'ordre public. Celle-ci ne prévoyant que deux cas de reprise pour travaux ou pour habiter, il est tout à fait illégal pour le propriétaire, comme pour le locataire, de monnayer un tel droit.

Puis-je vendre la nue-propriété ou l'usufruit d'un bien ?

L'usufruit et la nue-propriété d'un bien constituant des droits distincts, ils peuvent être vendus séparément par leur titulaire.

Est-il possible de payer un bien par un autre bien (ce qui revient à faire un échange) avec éventuellement une soulte ? Dans ce cas-là, remplit-on un compromis de vente pour chaque bien ?

Il s'agit dans ce cas d'une promesse synallagmatique d'échange qui est soumise aux mêmes formalités et aux mêmes obligations qu'un compromis de vente. Rappelons que dans cette situation, le prix est remplacé par un autre bien et, éventuellement, une soulte, c'est-à-dire une somme d'argent, si les deux biens échangés n'ont pas la même valeur.

Puis-je signer l'acte de vente authentique par procuration ?

Tous les actes notariés peuvent se signer par procuration, aussi bien le compromis de vente que la vente elle-même, par le vendeur ou l'acheteur.

67

Dans ce cas, il faut préparer une procuration en bonne et due forme. Le mieux est de la faire établir par le notaire.

À quel nom l'acheteur doit-il acquérir le bien au moment de la vente ?

L'identité de l'acquéreur doit correspondre à l'identité de l'investisseur. Si celui-ci est célibataire, l'acquisition se fera à son nom.

Si celui-ci est marié sous un régime de communauté, le bien tombera dans la communauté sauf si les fonds sont personnels à l'un ou à l'autre des époux (par héritage ou donation), auquel cas le notaire introduira dans l'acte de vente une déclaration de remploi (à condition de le lui demander).

Si les époux sont séparés de biens, l'acquisition se fera aux deux noms, au prorata des sommes versées par chacun d'eux, ou par celui qui paiera la totalité du prix.

Si les acheteurs sont pacsés, l'acquisition se fait soit au seul nom de celui qui achète et paie la totalité du prix, soit aux deux noms s'ils souhaitent acheter ensemble, au prorata des sommes versées par chacun d'eux, à moins que les partenaires n'aient opté pour le régime de l'indivision. Dans ce cas, l'achat se fait automatiquement aux deux noms.

Attention : les partenaires pacsés avant le 1er janvier 2007 sont sous le régime de l'indivision. L'achat se fait donc à leurs deux noms.

Enfin s'il s'agit de coacquéreurs étrangers, ils auront soit la possibilité d'acquérir en indivision au prorata de leurs investissements, soit sous la forme de société civile immobilière.

Deuxième partie

Vendre en viager

Vous voulez vendre votre logement tout en percevant un revenu régulier, ou même en continuant de l'occuper ? Pourquoi ne pas vendre en viager ? L'option pour un tel contrat n'est pas rare ; il connaît même un certain regain d'intérêt car il permet aux vendeurs de s'assurer des revenus supplémentaires et réguliers.

Comme le jeu ou le pari, la vente en viager est un contrat aléatoire dont le principe est de faire courir un risque à ceux qui le contractent, risque le plus souvent calculé car il ne manque pas de fondement économique pour les signataires de l'acte.

Par ces multiples aspects, la vente ou l'achat d'un logement en viager est donc une formule adaptée à de nombreuses situations et intéresse à juste titre beaucoup de particuliers. En voici les mécanismes.

Les principes de base

Qu'est-ce qu'une vente en viager ?

Vendre un bien en viager, c'est en transférer la propriété à un tiers, appelé « débirentier », qui devra, en compensation, verser au vendeur, appelé crédirentier, une rente jusqu'à son décès.

Dans ce cas, la rente sera constituée au profit d'un vendeur unique, donc sur une seule tête.

Une rente peut aussi être constituée pour être payée jusqu'au décès de la dernière personne vivante ; on parlera alors de rente constituée sur « plusieurs têtes ».

Ainsi, si un mari et son épouse stipulent que la rente versée en contre-partie de la vente d'un immeuble leur appartenant doit être payée jusqu'au décès de l'époux (ou de l'épouse) survivant(e), on dira que la rente est constituée « sur deux têtes ».

Bien que cela soit très rare, mentionnons également que l'on peut constituer la rente sur la tête d'un tiers. Dans ce cas, elle ne sera due au crédirentier que durant la vie de ce tiers qui, par définition, est une personne étrangère au contrat.

Pourquoi vendre en viager ?

Si la vente en viager trouve de plus en plus d'adeptes, c'est parce qu'elle permet au vendeur, ou crédirentier, de profiter de revenus supplémentaires à un moment de sa vie où, le plus souvent, l'essentiel de ceux-ci est constitué de retraites ou pensions.

À ce titre, on peut comparer la rente à une véritable retraite complémentaire. Ainsi, le couple sans enfant, ne disposant pas de revenus suffisants pour continuer à vivre décemment, se laissera tenter par cette forme de vente qui aura pour lui le double avantage de régler un éventuel problème successoral et d'améliorer la qualité de sa vie quotidienne. Pour ces couples, la rente aura un véritable côté « alimentaire ».

Pour l'acheteur ou débirentier, les raisons économiques seront bien entendu très différentes. Pour lui, il s'agira essentiellement d'un « placement épargne » avec, en prime, l'espoir d'une « bonne affaire ».

Un contrat toujours aléatoire

Comme son nom l'indique, le viager est un contrat qui s'exécute le temps de la vie du crédirentier, c'est-à-dire du vendeur. La survenance de son décès, qui est par définition imprévisible, donne au contrat sa caractéristique essentielle qui est d'être « aléatoire ». Ainsi, l'acquéreur, débiteur de la rente, bénéficie d'un avantage si le décès du vendeur intervient peu de temps après la vente ; il subira en revanche une perte si le décès en est éloigné.

L'article 1964 du Code civil définit le contrat aléatoire comme « une convention réciproque dont les effets (…) dépendent d'un événement incertain », ce qui, appliqué au viager, aboutit à un pari sur la durée de la vie humaine.

L'aléa est le fondement du contrat et son absence entraînerait sa nullité. Avant de rentrer dans le détail de nos prochains chapitres, donnons un exemple.

Exemple

Un acquéreur est informé, par ses relations ou ses connaissances médicales de la maladie d'un vendeur. Il conclut cependant avec lui une vente viagère. L'état de santé du crédirentier se dégrade et celui-ci décède deux mois après. Dans ce cas, ses héritiers peuvent demander la nullité du contrat.

Quelques définitions

Viager libre ou viager occupé

On désigne par viager libre, la vente d'un bien immobilier (logement, maison, terrain, etc.) dont l'acquéreur aura la libre disposition (pour l'occuper ou le louer). La situation sera différente si le vendeur se réserve la jouissance du bien sa vie durant. On parlera alors de viager occupé.

Nous verrons que le choix entre l'une ou l'autre de ces solutions aura des conséquences sur la rente.

Pour mieux comprendre les développements qui vont suivre, nous donnons ici quelques définitions de mots usuels en matière de viager.

Petit lexique du viager

Arrérages : partie de la rente échue, c'est-à-dire due au crédirentier.

Bouquet : partie du prix payable comptant le jour de la vente.

Crédirentier : personne à qui la rente est due (vendeur).

Débirentier : personne qui paye la rente (acquéreur).

Droit d'usage et d'habitation : c'est la possibilité pour le vendeur de conserver la jouissance du bien qu'il a vendu. Ce droit est plus restrictif que l'usufruit. Il empêche notamment la location du bien à un tiers.

Immeuble : terme qui désigne tout bien immobilier sans distinction (exemple : maison ou appartement).

Nue-propriété : c'est un droit permettant d'accéder à la pleine propriété d'un bien lors de l'extinction de l'usufruit. Le nu-propriétaire peut vendre son droit qui ne lui permet pas, en principe, d'avoir l'usage du bien.

Rente : c'est le revenu annuel payé par le débirentier au crédirentier durant sa vie.

Usufruit : c'est un droit permettant d'utiliser ou de percevoir les revenus d'un bien dont une autre personne est nue-propriétaire.

Le prêt viager hypothécaire

Même s'il poursuit le même objectif – permettre, notamment aux seniors, de se constituer un revenu complémentaire et ainsi de mieux vivre –, le prêt viager hypothécaire ne doit pas être confondu avec la vente en viager puisque dans le cadre du prêt, la personne reste propriétaire du bien.

Ce prêt permet de dégager un revenu supplémentaire en apportant en garantie un bien dont vous êtes propriétaires. Il peut s'agir soit d'un capital, soit d'une rente, étant entendu que les sommes prêtées ne seront remboursées qu'au décès des emprunteurs, et ce par les héritiers.

À savoir

Les héritiers n'auront pas à supporter de dette au-delà de la valeur du bien sur lequel porte la garantie hypothécaire, celle-ci (capital majoré des intérêts capitalisés) étant plafonnée à la valeur de revente du bien au jour du décès de l'emprunteur.

Le contrat, sa forme et son contenu

Toute personne qui a la capacité et le pouvoir de vendre un bien immobilier peut le faire contre une rente viagère, qu'il s'agisse d'un appartement, d'une maison ou même d'un terrain ou de murs commerciaux. La vente en viager n'est d'ailleurs soumise à aucune condition de forme particulière. La vente se déroule donc en deux étapes suivant les règles générales :

- la rédaction d'un compromis de vente, contrat par lequel le vendeur et l'acquéreur se promettent respectivement de vendre et d'acheter un bien moyennant un certain prix ;
- environ trois mois après, la signature de l'acte authentique qui scelle définitivement la vente.

Le compromis de vente

Le compromis de vente, encore appelé promesse synallagmatique de vente, est l'avant-contrat que l'on signe habituellement pour acheter un bien. Ce contrat préparatoire est primordial puisqu'il détermine l'ensemble des conditions et modalités de la vente et contient, s'agissant de viager, des clauses très spécifiques qu'il faut bien appréhender.

Juridiquement, vous pouvez établir et signer le compromis de vente entre vous (sous seing privé). Dans le cas d'une vente « classique », cette solution est relativement courante mais, s'agissant d'un viager, nous vous le déconseillons et vous recommandons vivement de recourir aux services d'un notaire. L'intervention du notaire offre une plus grande sécurité juridique et, bonne nouvelle, cela n'augmente pas le coût global des frais de notaire.

C'est en effet dès le compromis de vente que devront être décidées toutes les conventions relatives à l'occupation, à la répartition des charges et surtout à la rente. Vous devrez ensuite vous tenir à ces conventions, l'acte authentique ratifiant la vente ne faisant que les reprendre sans les modifier.

Les personnes qui doivent signer le compromis de vente sont les mêmes que celles qui signent le contrat de vente : vendeurs et acquéreurs ou leurs mandataires éventuels.

Si, en revanche, malgré nos conseils, vous établissez l'acte entre particuliers, notez que vous devrez l'établir en au moins trois exemplaires : le premier pour le vendeur, le deuxième pour l'acquéreur et le troisième à adresser par courrier recommandé avec accusé de réception à ce dernier pour faire courir le fameux délai de rétractation.

Attention : chacun des acquéreurs doit recevoir personnellement un exemplaire original du compromis de vente par courrier recommandé AR ! Cela signifie que si deux personnes achètent (un couple par exemple), il faudra prévoir la signature de quatre originaux.

Le ou les acquéreurs disposent ensuite, à compter du lendemain de la première présentation du recommandé, d'un délai de sept jours pour se rétracter, c'est-à-dire renoncer à l'achat sans avoir à motiver leur décision et sans pénalité financière.

Si le compromis est signé devant notaire, l'acquéreur dispose bien évidemment du même délai de rétractation de sept jours pendant lequel il peut changer d'avis dans les mêmes conditions.

L'acte authentique

Comme pour toute mutation de bien immobilier, l'acte de vente devra être dressé et reçu par un notaire. Vous devrez donc en contacter un immédiatement après la signature du compromis pour lui communiquer ce document ainsi que les différentes pièces nécessaires (titre de propriété, diagnostics immobiliers, documents d'état civil, etc.). Quant aux frais de notaire, sachez que ce sont les mêmes que ceux d'une acquisition immobilière classique. Notez que ces frais sont calculés sur le prix ou la valeur vénale du bien vendu.

Exemple

Si vous vendez en viager un appartement en contrepartie d'une rente annuelle de 3 000 €, vous devez indiquer la valeur de ce bien pour la détermination de l'impôt sur la mutation. Si celle-ci est de 75 000 €, c'est sur cette somme que sont calculés les frais de notaire.

N'oubliez pas que comme pour toute vente :

- la vente en viager est en principe précédée, nous l'avons vu, d'un compromis de vente que nous conseillons de faire établir par un notaire ;
- l'ensemble des frais d'acquisition doit être versé par l'acquéreur au notaire le jour de la signature de la vente ;
- les formalités à accomplir sont les mêmes que pour une vente ordinaire (pièces d'urbanisme, état hypothécaire, etc. ; c'est le notaire qui se charge de réunir ces pièces).

Les signataires

C'est le notaire qui va rédiger et recevoir le contrat. Les personnes qui le signent sont au minimum deux, celle qui vend et celle qui achète ; la première, bénéficiaire de la rente, est qualifiée de crédirentier et la seconde de débirentier.

Étant donné le caractère très particulier du viager, le vendeur est généralement une personne physique (célibataire, divorcé, veuf). Mais il peut s'agir également de deux époux. Ainsi, si le bien appartient aux deux, ou bien s'il constitue le logement de la famille, il y a deux signataires.

Côté acquéreur, la vente est signée par le débirentier s'il est célibataire ou séparé de biens et s'il désire acheter seul, ou par les deux époux s'ils sont mariés sous un régime de communauté, ou, si étant séparés de biens, ils acquièrent le bien conjointement.

Le contenu des actes

Dans le compromis de vente, puis ensuite dans l'acte authentique, devront figurer un certain nombre de clauses.

Certaines sont celles que l'on trouve dans toute vente classique (voir la première partie « Le compromis de vente ») comme par exemple :
- l'identification des parties (nom, adresse, régime matrimonial, etc.) ;
- l'identification des biens (adresse, section cadastrale, destination, etc.) ;
- la somme immobilisée dans le compromis de vente ;
- la superficie du lot si la vente concerne un lot de copropriété ;
- les conditions de financement.

D'autres clauses sont spécifiques à la vente en viager, ce sont celles-ci que nous allons maintenant étudier en détail.

La première d'entre elles concerne l'occupation du bien pendant le viager. Vous avez en effet deux possibilités : soit vendre votre bien libre de toute occupation et de toute réserve de jouissance, on parlera dans ce cas de viager libre ; soit vous réserver ces droits et l'on parlera alors de viager occupé.

Le viager occupé

Cette convention prise avec le débirentier permet au vendeur de mobiliser un capital tout en conservant, sa vie durant, l'usage du bien vendu. Le terme de réserve de jouissance vise en réalité deux hypothèses distinctes qu'il faudra bien entendu préciser dans l'acte de vente : la réserve d'usufruit ou la réserve de droit d'usage et d'habitation qui confère à son bénéficiaire des prérogatives plus restreintes.

Si le vendeur vend la nue-propriété d'un bien, il s'en réservera l'usufruit que l'article 578 du Code civil définit comme le « droit de jouir des choses dont un autre a la propriété… mais a la charge d'en conserver la substance ».

Dans le cas de réserve d'usufruit portant sur un logement, le crédirentier aura le droit de l'habiter sa vie durant ou de le louer.

S'il loue le bien sans l'accord du nu-propriétaire pour plus de neuf ans, les baux qu'il a consentis ne seront obligatoires à l'égard de ce dernier que pour le temps qui reste à courir, soit de la première période de neuf ans si les parties s'y trouvent encore, soit de la seconde et ainsi de suite, de manière que le preneur n'ait que le droit d'achever la jouissance de la période de neuf ans où il se trouve (article 595 du Code civil).

Réserve d'usufruit

Un crédirentier a vendu en viager un logement dont il s'est réservé l'usufruit. Peu de temps après la vente, il a consenti un bail d'une durée de douze années à courir à compter du 1er janvier 2011. L'usufruitier (dans notre exemple, le crédirentier) décède le 1er janvier 2012. Dans ce cas, la première période de neuf ans s'éteignant le 31 décembre 2019, les acquéreurs devront respecter le bail jusqu'à cette date. Si les acquéreurs, débirentiers, avaient accepté le bail, ils auraient en revanche été tenus de le respecter jusqu'à son terme, soit le 31 décembre 2022.

À savoir

La conclusion d'un bail commercial excède les pouvoirs d'un usufruitier. Il lui faudra obtenir l'accord du nu-propriétaire. Si celui-ci refuse, seuls les tribunaux pourront autoriser l'usufruitier à conclure ce type de bail.

En fait, très souvent, pour limiter le risque d'une location, l'acquéreur préférera que le vendeur ne se réserve que le droit d'usage et d'habitation. Il s'agit de la réserve la plus courante qui permet au crédirentier de conserver la jouissance du bien qu'il a vendu pour ses besoins personnels et ceux de sa famille.

L'article 631 du Code civil précise que l'usager ne peut dans ce cas ni céder ni louer son droit à quiconque.

L'article 632 du Code civil ajoute que « celui qui a un droit d'habitation dans une maison peut y demeurer avec sa famille quand même il n'aurait pas été marié à l'époque où ce droit lui a été donné ».

La doctrine et la jurisprudence considèrent que le mot famille comprend le conjoint de l'usager, ses enfants et son personnel, mais non les ascendants ou parents collatéraux. En cas d'extension, il sera nécessaire de prévoir la situation particulière dans le contrat.

> **À savoir**
>
> Il est courant de trouver dans les contrats de vente une clause obligeant les héritiers du crédirentier à libérer les lieux de tout ce qui s'y trouve dans les trois mois et quarante jours suivant le décès du crédirentier. Durant cette période, aucun loyer ne pourra être exigé.

La répartition des charges et des travaux

Source de nombreux conflits, la répartition des charges entre le crédirentier et le débirentier doit être une préoccupation importante. Voyons les différents cas.

Cas d'un viager libre

Ce type de viager ne pose aucun problème. Il s'assimile à une vente ordinaire. L'ensemble des charges (impôt foncier par exemple) et travaux sont supportés par le débirentier.

Cas d'un viager occupé

C'est là où le bât blesse. Qui doit acquitter les dépenses d'entretien ? Le vendeur occupant encore les lieux ou bien le débirentier propriétaire du bien ? Il n'y a pas de loi impérative en la matière et les aménagements conventionnels sont donc possibles et même souhaitables : il est nécessaire d'être très précis et très complet à ce sujet dans la rédaction du contrat. Vous pouvez, par exemple, adopter les règles de répartition suivantes (qui s'inspirent des articles 605 et 606 du Code civil) qui n'ont rien à voir avec celles des locataires :

- le débirentier sera tenu aux grosses réparations conformément à l'article 606 du Code civil ;
- le crédirentier sera tenu à l'entretien, à toutes les contributions et charges (article 608 du Code civil), notamment les impôts fonciers.

Enfin, autre élément du contrat, la rente. Sa détermination, ses caractéristiques et ses garanties de paiement sont si importantes qu'elles nécessitent une étude spéciale. N'oublions pas, en effet, que la rente joue un rôle déterminant et qu'elle donne au viager immobilier toute sa spécificité.

La rente

C'est l'un des éléments déterminants du contrat. Pour le vendeur, il s'agira d'une source de revenus importante, souvent exclusive ; pour l'acquéreur, d'un moyen d'investir dans l'immobilier sans faire appel au crédit et sans apport initial important.

Pour toutes ces raisons, le calcul d'une rente suppose la connaissance de quelques mécanismes juridiques et financiers.

Quelques généralités

Dans la plupart des cas, la rente viagère est constituée sur la tête et au profit du vendeur qui la percevra tant qu'il vivra. Cependant, la rente pourrait être valablement constituée au profit d'un tiers ou même au profit de plusieurs bénéficiaires.

Exemple

A vend à B à charge pour ce dernier de verser la rente à C. Dans ce cas, C percevra sa vie durant la rente que B devra lui régler.

Le montant de la rente étant notamment déterminé en fonction de l'âge de la personne sur la tête de laquelle elle est constituée, celle-ci doit être clairement identifiée dans le contrat.

À noter enfin qu'une rente viagère peut être constituée sur la tête de plusieurs personnes et que, dans ce cas, elle peut être réductible ou réversible selon ce qui aura été prévu lors du contrat.

Le débirentier a, quant à lui, l'obligation de payer les arrérages aux conditions prévues à l'acte de vente pendant la vie du crédirentier.

> **À savoir**
>
> La rente viagère ne s'éteint pas au décès du débirentier, son paiement reste à la charge des héritiers.

Pour éviter cette charge, certains débirentiers souscrivent des contrats d'assurance-vie dont le capital permet le rachat de la rente. Dans ce cas, une clause du contrat doit stipuler cette possibilité. Très souvent d'ailleurs, les crédirentiers l'exigent lorsqu'ils craignent le recouvrement de leur rente auprès des héritiers.

La détermination de la rente

L'article 1976 du Code civil permet aux parties de fixer librement le montant de la rente. Toute autre solution paraîtrait d'ailleurs difficile en raison du grand nombre de paramètres qui sont susceptibles de la faire varier d'une opération à une autre. En effet, ce montant va dépendre :

- de la nature des droits cédés : viager libre, viager occupé avec réserve du droit d'usage et d'habitation ou réserve d'usufruit ;
- de l'âge, du sexe et donc de l'espérance de vie du crédirentier, mais aussi des prévisions que son état de santé permet de faire ;
- de la valeur des biens vendus ainsi que de leur rentabilité ;
- de l'existence éventuelle et de l'importance du bouquet qui a été payé comptant dès la signature de l'acte.

La nécessité d'un prix véritable

Dans le but de veiller à l'équilibre du contrat et de protéger le vendeur d'immeuble, la liberté contractuelle n'autorise cependant pas que la vente soit consentie moyennant des conditions financières dérisoires ou non sérieuses.

Il en serait ainsi si le montant de la rente était inférieur ou égal aux revenus nets de l'immeuble effectivement perçus, tels les loyers, après déduction des frais d'entretien, dans le cas bien entendu où aucun bouquet n'aurait été prévu.

Autre cas de nullité : la constitution d'une rente à un prix dérisoire eu égard à sa durée probable de versement ; telle serait l'hypothèse visant la rente viagère constituée sur la tête d'une personne âgée et malade dont le décès est imminent.

En effet, la vente d'un immeuble en viager étant un contrat aléatoire dont les effets dépendent d'un événement incertain qui est le décès du crédirentier, l'absence d'aléa rendrait le contrat nul.

☞ *Voir le paragraphe « Le décès dans les 20 jours ».*

La fixation du prix

En matière de viager immobilier, le prix c'est la rente, ce qui explique d'ailleurs que la plupart des annonces de vente ne mentionnent que celle-ci, précédée s'il y a lieu du montant du bouquet.

☞ *Plus précisément, dans l'hebdomadaire* De Particulier à Particulier, *la rente mensuelle est généralement indiquée.*

Si la valeur globale du bien n'apparaît habituellement pas, il faut cependant l'estimer pour déterminer justement le montant de la rente.

La fixation du prix

Si une personne désire vendre son appartement et qu'elle hésite entre un viager libre ou occupé avec réserve d'usufruit, le prix sera bien entendu différent et moindre dans le second cas. Il en sera de même au niveau de la rente calculée sur deux valeurs distinctes (80 000 et 100 000 € par exemple). Si, au dernier moment, le vendeur décide de vendre occupé en se réservant l'usufruit et en demandant un bouquet de 30 000 €, la rente ne sera plus calculée que sur 80 000 € − 30 000 €, soit 50 000 €. Elle sera donc à nouveau minorée.

Pour connaître le prix du bien que l'on désire vendre, il faudra en déterminer la valeur.

☞ Vous pouvez recourir à une évaluation par le biais du service Évaluation du groupe De Particulier à Particulier.

Il convient enfin de savoir que la valeur du bien vendu en viager doit obligatoirement être portée dans les actes notariés constatant la vente en viager et ceci pour des raisons fiscales. Il est en effet indispensable au calcul des droits de mutation (enregistrement ou taxe de publicité foncière), des frais de notaire ainsi qu'éventuellement d'une plus-value immobilière.

Le taux de la rente

Si les parties peuvent librement fixer le taux de la rente, il leur faudra toutefois aboutir à un résultat acceptable. Cela signifie que la rente doit être suffisamment élevée :

- pour qu'il existe un risque de perte pour l'acheteur ;
- et qu'il existe donc simultanément une chance de gain pour le vendeur.

Pour y parvenir, on a coutume d'utiliser les barèmes publiés par la Caisse nationale de prévoyance (CNP), les compagnies d'assurances ou des centres spécialisés. Mais attention, les résultats obtenus seront différents selon le barème utilisé.

Quelle que soit votre manière de procéder, retenez que ces barèmes sont indicatifs et non obligatoires. Sachez qu'ils sont établis à partir de tables de mortalité et donc d'espérance de vie, ainsi que de la rentabilité du bien cédé.

Conseil

Consultez un notaire avant tout passage d'annonces ou toute signature d'un mandat de vente afin d'effectuer de multiples simulations pour obtenir un équilibre entre vos intérêts de vendeur (le viager n'est pas une spoliation !) et l'attractivité de votre offre de vente (le but est bien de trouver un acquéreur).

La notion de rentabilité d'un bien

Pour que le calcul de la rente soit vraiment correct, il faut tenir compte de la rentabilité réelle du bien vendu en viager (les revenus qu'il pourrait générer tels des loyers) et du taux de rémunération de l'épargne. Dans les exemples qui vont suivre, nous avons retenu un taux de 1,75 %, qui correspond au taux retenu par la CNP Assurances dans ses barèmes. Ainsi, pour un propriétaire qui vendrait son logement occupé en s'en réservant l'usufruit, la valeur de la nue-propriété variera en fonction de la rentabilité retenue. Plus la rentabilité est faible, plus la valeur de la nue-propriété est importante, ainsi que la rente sur laquelle elle est calculée.

La rente réversible et réductible

Lorsque la rente est constituée sur deux têtes, elle peut être réductible au premier décès ou encore réversible au profit du survivant.

Dans le premier cas, il y aura en fait deux rentes viagères distinctes calculées en cas de vente d'immeuble sur la moitié de sa valeur, l'une sur la tête du mari, l'autre sur celle de l'épouse. En cas de décès de l'un des crédirentiers, sa rente s'éteindra, laissant subsister l'autre.

Si la rente est réversible, elle devra être versée sans aucune modification jusqu'au décès du survivant des crédirentiers. Dans ce cas, il va de soi que le montant de la rente de base sera nettement inférieur au montant cumulé des deux rentes distinctes.

Nous donnons plus loin un tableau établi par la CNP Assurances permettant de calculer le taux des rentes viagères réversibles sur deux têtes.

Rappelons qu'il s'agit de la vente d'un bien immobilier en toute propriété à un acquéreur qui servira une rente au vendeur jusqu'à son décès. Nous donnons ci-après quelques exemples de calcul.

Exemple n° 1 : viager libre sur une tête sans bouquet

Âge du vendeur : 70 ans (femme)
Valeur du bien : 100 000 €
Rentabilité théorique : 1,75 %

Barème de référence : CNP Assurances (tableau II – voir en fin de partie)
100 € de capital correspondant à une rente de 5,091 €
Soit pour 100 000 € :
(100 000 × 5,091) : 100 = 5 091
La rente annuelle sera donc de 5 091 €. Le paiement se fera chaque trimestre, la rente par trimestre s'élevant à 1 272,75 €.

Exemple n° 2 : viager libre sur une tête avec bouquet

Même exemple que ci-dessus mais l'on suppose le versement d'un bouquet de 20 000 €. La rente sera calculée sur : 100 000 € – 20 000 € = 80 000 €. La démarche est la même que ci-dessus :
Soit pour 80 000 € :
(80 000 × 5,091)/100 = 4 072,80 €
La rente annuelle sera donc de 4 072,80 € et la rente trimestrielle de 1 018,20 €.

Exemple n° 3 : viager libre sur deux têtes sans bouquet

Âge des vendeurs : 55 et 50 ans
Valeur du bien : 100 000 €
Rentabilité théorique : 1,75 %
Nature de la rente réversible
Barème de référence : CNP Assurances (tableau III – voir en fin de partie)
100 € de capital correspond à une rente de 2,99 € (on tient compte de l'âge du plus jeune des vendeurs)
Soit pour 100 000 € :
(100 000 × 2,999)/100 = 2 999 €
La rente annuelle sera donc de 2 999 € et la rente trimestrielle de 749,45 €.

L'évaluation de l'occupation

Nous venons de voir le montant possible de rente lorsque le viager est cédé libre. Mais il peut également être vendu occupé, et le crédirentier peut alors se réserver :

- soit un usufruit (il peut habiter mais aussi louer) ;
- soit un droit d'usage et d'habitation (location interdite).

Voyons l'incidence de ces deux possibilités différentes sur l'évaluation de la rente.

Comment évaluer l'usufruit ?

Sa valeur théorique se déterminera en tenant compte de l'âge et du sexe de l'usufruitier mais aussi de la rentabilité réelle du bien aliéné.

Plus la rentabilité est élevée, plus l'usufruit aura de valeur puisque dans ce cas l'usufruitier touchera des revenus plus importants.

Corrélativement, la nue-propriété aura une valeur moindre.

À savoir

La valeur de la pleine propriété d'un bien est égale à la valeur de son usufruit et de sa nue-propriété.

Pour aboutir à l'évaluation de l'usufruit, on se référera à des barèmes. En ce qui nous concerne, nous avons retenu celui de la CNP Assurances (tableau IV en fin de chapitre).

Mais rappelons que d'autres organismes en éditent, les compagnies d'assurances par exemple.

Comment évaluer l'usufruit ?

Si un logement a une valeur en pleine propriété de 100 000 € et que son usufruit vaille 50 759 € (propriétaire : homme de 75 ans – rentabilité théorique : 5 % – par exemple), sa nue-propriété vaudra donc 49 241 €.
C'est sur cette dernière somme que la rente sera calculée car conservant l'usufruit, il ne peut vendre en viager que la nue-propriété.

Aucun des barèmes n'a un caractère obligatoire. Cependant, nous ne recommandons pas d'utiliser le barème fiscal d'évaluation de l'usufruit et de la nue-propriété que nous publions ci-après car il ne donne pas des évaluations suffisamment précises. En effet, ces chiffres ne varient que par périodes de dix ans et l'on donnera la même valeur à l'usufruit d'un crédirentier de 61 ans qu'à celui d'un crédirentier de 69 ans. Nous en verrons cependant l'utilité dans le chapitre « La fiscalité du viager ».

Comment évaluer le droit d'usage ?

En raison de son caractère plus restrictif par rapport à l'usufruit, on majore en règle générale la rente de 10 %. N'oublions pas en effet que le titulaire d'un droit d'usage et d'habitation n'a qu'un droit personnel sur le bien. Il peut arriver qu'il soit obligé de quitter le logement vendu, pour des raisons de santé par exemple, sans pouvoir le louer, à la différence de l'usufruitier.

Conseil

En prévision de cette situation, précisez dans l'acte de vente qu'en cas d'abandon du bien pour quelque cause que ce soit, le vendeur crédirentier aura droit à une indemnité compensatrice. Celle-ci sera convenue entre les parties et, à défaut d'accord, par un tiers.

Pour comprendre le mécanisme d'évaluation de l'usufruit ou du droit d'usage selon les cas, ainsi que de la rente, nous donnons ci-après quelques exemples.

Viager sur une tête sans bouquet avec réserve d'usufruit

Âge du vendeur : 70 ans (femme)
Valeur du bien : 100 000 €
Rentabilité théorique : 1,75 %
Barème de référence : CNP Assurances (tableaux IV et II – voir en fin de partie).
D'après le barème, la valeur de l'usufruit est de 660,60 € pour 1 000 € (tableau IV)
Soit :
(100 000 × 660,607)/100 = 66 060 €
Étant donné la réserve d'usufruit prévue au contrat, la rente sera calculée sur la valeur de la nue-propriété, soit :
100 000 – 66 060 = 33 940 €.
Comme 100 € de capital correspondent à une rente de 5,091 € (tableau II), la rente annuelle sera de :
(33 940 × 5,091)/100 = 1 727,88 €

Viager sur une tête sans bouquet avec réserve du droit d'usage et d'habitation

Même exemple que ci-dessus mais l'on suppose que le vendeur se réserve le droit d'usage et d'habitation.

Nous avons vu que ce droit ayant une valeur moindre par rapport à l'usufruit, nous préconisons une majoration de la rente de l'ordre de 10 % soit dans notre exemple : 1 727,88 + 10 % = 1 901,76 €

La rente annuelle sera donc de <u>1 901,76 €</u>.

L'indexation de la rente

Elle est généralement prévue dès la conclusion du contrat de vente pour permettre au crédirentier de se prémunir contre l'inflation monétaire. Les rentes viagères étant considérées comme des dettes alimentaires, leur indexation est libre sous réserve qu'elle ne déséquilibre pas les prestations réciproques des parties.

Nous conseillons toutefois de prendre l'indice des prix à la consommation « Ensemble des ménages (hors tabac) ». Il a l'avantage d'être publié mensuellement et de faire l'objet d'une large diffusion dans le public.

☞ *Pour obtenir cet indice, vous pouvez consulter le site de l'Insee www.insee.fr*

Mais, rien ne vous interdit de recourir à d'autres indices.

Pour faire jouer l'indexation, vous aurez les possibilités suivantes :
- soit réviser la rente chaque année à la date anniversaire du contrat (solution que nous préconisons) ;
- soit la réviser dès que la variation de l'indice aura dépassé un certain seuil (5 ou 10 % par exemple).

Les majorations légales

Lorsque la rente n'a pas fait l'objet d'indexation lors de sa conclusion, elle peut être revalorisée annuellement puisque la loi prévoit une indexation minimum obligatoire au moyen de taux de majoration forfaitaires. Ces taux sont revalorisés chaque année par arrêté. Pour les rentes servies en 2011, la revalorisation des taux de majoration est de 1,5 %. Les taux de majoration légale applicables en 2011 sont donc les suivants :

Taux de la majoration (en %)	Période au cours de laquelle est née la rente originaire
101 019,20	Avant le 1er août 1914
57 684,80	Du 1er août 1914 au 31 décembre 1918
24 235,00	Du 1er janvier 1919 au 31 décembre 1925
14 825,50	Du 1er janvier 1926 au 31 décembre 1938
10 673,40	Du 1er janvier 1939 au 31 août 1940
6 459,10	Du 1er septembre 1940 au 31 août 1944
3 137,90	Du 1er septembre 1944 au 31 décembre 1945
1 464,50	Années 1946, 1947 et 1948
792,90	Années 1949, 1950 et 1951
575,70	Années 1952 à 1958 incluse
463,70	Années 1959 à 1963 incluse
433,40	Années 1964 et 1965
408,50	Années 1966, 1967 et 1968
380,80	Années 1969 et 1970
329,40	Années 1971, 1972 et 1973
228,30	Année 1974
210,30	Année 1975
183,70	Années 1976 et 1977
163,40	Année 1978
140,10	Année 1979
113,20	Année 1980
89,10	Année 1981
75,30	Année 1982
66,80	Année 1983

59,50	Année 1984
55,00	Année 1985
52,40	Année 1986
48,80	Année 1987
45,40	Année 1988
42,10	Année 1989
38,20	Année 1990
34,90	Année 1991
31,50	Année 1992
28,90	Année 1993
26,70	Année 1994
24,20	Année 1995
22,40	Année 1996
20,80	Année 1997
19,60	Année 1998
19,10	Année 1999
17,40	Année 2000
15,40	Année 2001
13,50	Année 2002
11,70	Année 2003
9,80	Année 2004
7,90	Année 2005
5,90	Année 2006
4,20	Année 2007
2,70	Année 2008
1,50	Année 2009

Toutefois, pour bénéficier de ces majorations, plusieurs conditions sont requises :

- la rente ne doit pas être indexée ;
- elle doit porter sur des sommes d'argent ;
- elle doit avoir pour contrepartie la vente d'un bien mobilier ou immobilier ;
- elle doit être constituée entre particuliers.

Enfin, il n'est généralement pas prévu de majorations pour les rentes nées durant les deux dernières années.

À savoir

Les majorations légales qui sont acquises de plein droit ne permettent pas au crédirentier de se protéger correctement contre l'inflation ; il aura donc intérêt à prévoir dans le contrat une clause d'indexation.

Les arrérages

Le terme désigne chaque versement périodique de la rente. L'acte de vente et même la promesse de vente devront prévoir leur date et lieu de paiement.

Il faut savoir que si rien n'a été prévu au contrat, les arrérages sont payables à terme, c'est-à-dire à la fin de chaque année, semestre, trimestre ou mois selon le cas, et qu'ils sont quérables, c'est-à-dire payables au domicile du débirentier.

S'agissant de règles auxquelles on peut déroger, il est généralement convenu que la rente sera payable d'avance et mensuellement et que son paiement aura lieu au domicile du crédirentier.

À savoir

Les actions en paiement des arrérages des rentes viagères se prescrivent par cinq ans (article 2277 du Code civil). Ce délai court à compter du jour du dernier paiement.

Nous verrons ci-après que leur non-paiement n'entraîne pas la résolution automatique du contrat (action résolutoire), sauf si une convention spéciale (clause résolutoire) introduite dans celui-ci la prévoit.

Les garanties du vendeur

Le vendeur crédirentier bénéficie de deux garanties qui lui permettront de sanctionner toute défaillance du débirentier qui n'assumerait plus le paiement de la rente. Il s'agit du privilège du vendeur et de la clause résolutoire.

Le privilège du vendeur est une garantie qui permet de faire saisir l'immeuble et le vendre afin d'obtenir une somme suffisante pour assurer le paiement de la rente. Vous devrez alors vous adresser à un huissier et ensuite au tribunal de grande instance par l'intermédiaire de votre avocat.

Pour permettre l'exercice de ce privilège au cas où l'immeuble viendrait à disparaître en cas d'incendie, le vendeur crédirentier aura intérêt à obliger l'acquéreur à souscrire une assurance contre l'incendie tant qu'il restera débiteur de la rente. Ainsi, en cas de sinistre, les indemnités se substitueront à l'immeuble comme gage du crédirentier. Pour donner toute son efficacité à cette clause, il faudra notifier la vente en viager à la compagnie d'assurances, afin qu'elle ne se dessaisisse pas de l'indemnité en cas de sinistre.

La clause résolutoire constitue une garantie supplémentaire en faveur du vendeur crédirentier. Cette clause, introduite dans l'acte notarié, a d'autant plus d'importance que l'action résolutoire ne peut jouer dans les ventes moyennant une rente viagère, en raison des termes de l'article 1978 du Code civil.

Rappelons que tout vendeur peut demander judiciairement la résolution de la vente qu'il a consentie si l'acheteur ne paie pas le prix (article 1654 du Code civil), sauf dans notre cas.

Pour pallier cette absence légale de garantie, des notaires prévoient systématiquement dans leurs actes une clause résolutoire qui permet au vendeur d'obtenir le même résultat, puisque l'on peut déroger à l'article 1978 du Code civil. Si celle-ci est exercée, le crédirentier demandera au juge son application qui prévoit généralement que lui restent acquis, à titre de dommages-intérêts, les améliorations effectuées par l'acquéreur sur les biens, les termes de la rente déjà versés, ainsi que le bouquet, s'il y a lieu.

L'extinction du viager

La rente viagère s'éteint par la survenance de divers événements. Dans certains cas, le passé n'est pas remis en cause, dans d'autres, il y a lieu de remettre les choses dans l'état où elles étaient avant la vente. Nous allons indiquer brièvement ces différentes situations.

Le décès du crédirentier

Le viager s'éteint par le décès du (ou des) crédirentier(s). Cette situation est si évidente qu'elle n'est pas relevée dans le Code civil. Elle entraîne bien entendu la cessation du paiement de la rente ainsi que l'extinction de l'usufruit ou du droit d'usage et d'habitation que le vendeur avait pu se réserver sur l'immeuble vendu.

> **À savoir**
>
> Le viager s'éteint quelles que soient les causes du décès du crédirentier (mort naturelle ou suicide).

Le décès dans les 20 jours

Il s'agit d'une situation bien particulière prévue par l'article 1975 du Code civil. Il va de soi, dans ce cas, que la rente s'éteint du fait du décès mais surtout, le contrat est considéré comme nul.

Pour aboutir à cette situation, trois conditions doivent être réunies :
- le crédirentier doit être atteint, au jour du contrat, d'une maladie entraînant son décès ;
- ce décès doit intervenir dans les vingt jours de la date du contrat ;
- son décès doit être la conséquence de la maladie dont il était atteint au jour du contrat.

Ce sont bien sûr les héritiers du crédirentier ou ses créanciers qui auront intérêt à demander cette nullité car elle leur permettra de réintégrer le bien vendu dans le patrimoine du vendeur décédé, donc dans sa succession. En contrepartie, ils devront restituer au débirentier les arrérages déjà versés de manière à se retrouver dans la situation de départ.

Le délai de 20 jours court à partir du lendemain de la date de signature du contrat.

Exemple

Si la vente est signée le 2 janvier, le délai court du 3 jusqu'au 22 janvier minuit.

La jurisprudence applique la nullité prévue à l'article 1975 du Code civil dans le cas où la rente est constituée sur la tête de deux ou plusieurs personnes et si celle-ci est réductible. La jurisprudence n'admet pas la nullité dans le cas de rentes réversibles.

La renonciation du crédirentier

La rente viagère peut aussi s'éteindre si le crédirentier renonce à la percevoir en dispensant le débirentier de la lui verser. Bien entendu, ce cas ne se présente que dans des situations très particulières.

Si rien n'empêche la renonciation au bénéfice d'un droit sur le plan civil, cette situation aura des conséquences auxquelles il faudra prendre garde sur le plan fiscal. En effet, l'avantage financier que le débirentier tirera de la renonciation, puisqu'il ne paiera plus la rente, sera considéré comme libéralité et sera imposé au même titre qu'une donation.

Le rachat de la rente

L'article 1979 du Code civil ne permet pas au débiteur d'une rente viagère de la racheter en offrant de rembourser le capital et de renoncer à la restitution des arrérages déjà versés. Le débirentier est donc tenu de verser la rente pendant toute la vie des personnes sur la tête desquelles elle a été constituée.

L'article 1979 du Code civil s'impose aux héritiers du débirentier ainsi qu'à la masse de ses créanciers en cas de redressement judiciaire. Ni l'excessive durée de vie du crédirentier ni l'importance du service de la rente résultant de l'indexation ne les autorisent à ce rachat.

Cependant, cette règle n'étant pas d'ordre public, il est toujours possible d'y déroger. Dans ce cas, le contrat de vente en viager prévoira la possibilité pour le débirentier de verser auprès d'une compagnie d'assurances ou de la Caisse nationale d'épargne et de prévoyance une somme permettant le service de la rente.

Conseil

Les rentes versées par la Caisse nationale d'épargne et de prévoyance ou les compagnies d'assurances n'étant pas indexées, nous déconseillons cette méthode pour le crédirentier.

Autres cas d'extinction

À titre de rappel, nous indiquons ici la clause résolutoire introduite dans le contrat de vente qui permet au crédirentier de mettre un terme au viager dans le cas de non-paiement de la rente. Retenons que la résolution fait disparaître rétroactivement l'acte de vente initial, les parties se trouvant placées dans le même état que si la vente n'était jamais intervenue.

Autre cas d'extinction, « la rescision pour lésion » permet au vendeur de demander en justice la nullité de la vente dans le cas où il a été lésé de plus des $7/12^e$ du prix de l'immeuble ; celle-ci s'apprécie au jour de la vente. Tel serait le cas pour un logement évalué 120 000 euros et vendu moins de 50 000 euros. Malgré l'exception de l'article 1674 du Code civil qui écarte les ventes aléatoires du bénéfice de cette action au motif que « l'aléa chasse la lésion », la jurisprudence l'admet lorsque les circonstances donnent aux juges le moyen de déterminer la valeur des obligations soumises à l'aléa ; ce qui sera le cas si la vente est consentie moyennant un prix déterminé par un capital immédiatement converti en rente viagère. En revanche, la simple indication de l'évaluation du bien au titre des déclarations fiscales ne suffira pas pour apprécier la lésion.

La fiscalité du viager

La vente en viager entraîne l'exigibilité d'un certain nombre d'impôts ou de droits qu'il est utile de connaître avant de s'engager. Certains sont à la charge du vendeur, d'autres à celle de l'acquéreur. En voici un bref inventaire.

L'impôt sur la mutation

La vente en viager est soumise à des droits fiscaux qui peuvent, selon les cas, être soit la taxe sur la valeur ajoutée au taux de 19,6 %, soit des droits de mutation classiques au taux de 5,09 %. Rien ne la différencie sur ce point d'une acquisition classique.

Quelle que soit la taxe appliquée à la mutation, elle se calculera sur la valeur vénale du bien vendu qui doit obligatoirement figurer dans l'acte de vente. Si le vendeur se réserve un droit de jouissance tel l'usufruit ou un droit d'usage et d'habitation, le montant de ce droit devra figurer aussi dans l'acte.

L'impôt sur la mutation ne représente pas à lui seul l'ensemble des frais de notaire. Dans l'exemple que nous venons de citer, ceux-ci s'élèvent à environ 7 % du prix de vente. Il faut en effet ajouter les honoraires de notaire et les frais divers.

Calcul de l'impôt sur la mutation

Un vendeur cède en viager libre un logement ancien à Paris moyennant un bouquet et une rente. Il devra indiquer à son notaire la valeur de son bien qui sera mentionnée au titre des déclarations fiscales, soit par exemple 150 000 €. L'acquéreur ou débirentier qui paiera l'ensemble des frais devra payer des droits de mutation qui s'élèvent à 150 000 × 5,09 % = 7 635 €.

Dans le cas de viager occupé, l'évaluation de la nue-propriété se fait par rapport à la valeur libre selon le barème fiscal suivant, en fonction de l'âge de l'usufruitier au jour de la constitution de son usufruit.

Ce barème fiscal a été réévalué par la loi de finances pour 2004. Désormais, depuis le 1er janvier 2004, en cas de succession, de donation, de transmission d'un bien démembré, et, par conséquent en cas de vente en viager, le calcul des droits d'enregistrement se fait selon le nouveau barème fiscal retranscrit dans le tableau ci-après.

Barème de l'usufruit

Âge de l'usufruitier	Valeur de l'usufruit	Valeur de nue-propriété
Jusqu'à 20 ans	90 %	10 %
De 21 à 30 ans	80 %	20 %
De 31 à 40 ans	70 %	30 %
De 41 à 50 ans	60 %	40 %
De 51 à 60 ans	50 %	50 %
De 61 à 70 ans	40 %	60 %
De 71 à 80 ans	30 %	70 %
De 81 à 90 ans	20 %	80 %
À partir de 91 ans	10 %	90 %

Pour le calcul des droits de mutation, ce barème s'impose ; il déterminera la valeur de la nue-propriété. Mais comme nous l'avons déjà indiqué, ce barème ne s'impose pas pour déterminer le montant de la rente.

Calcul de la valeur fiscale de la nue-propriété

Pour un crédirentier âgé de 65 ans, la valeur de la nue-propriété servant de calcul aux droits de mutation sera de 60 %, soit 90 000 € pour un bien valant 150 000 € en pleine propriété.

L'impôt sur le revenu

Toutes les rentes viagères résultant de la vente d'un immeuble sont imposables selon des modalités particulières. Elles ne sont à comprendre dans les revenus du crédirentier que pour une fraction de leur montant qui varie selon l'âge de ce dernier au moment de l'entrée en jouissance de la rente.

Il faut en effet considérer que les sommes reçues en contrepartie de la cession d'un bien, moyennant le versement d'une rente viagère, correspondent pour partie à des intérêts et pour le surplus à un remboursement de capital.

L'administration détermine donc forfaitairement les intérêts imposables en appliquant les pourcentages suivants :

Âge du crédirentier lors de l'entrée en jouissance de la rente	Fraction imposable	Fraction non imposable
Inférieur à 50 ans	70 %	30 %
De 50 à 59 ans	50 %	50 %
De 60 à 69 ans	40 %	60 %
Supérieur à 69 ans	30 %	70 %

Le crédirentier devra mentionner chaque année dans sa déclaration de revenus le montant des arrérages perçus.

- Dans le cas de rente réversible constituée sur deux têtes, on retient l'âge du plus âgé des crédirentiers pour le choix du pourcentage.
- Dans le cas de rente réductible, chaque crédirentier sera considéré comme une personne indépendante.

Retenons enfin que le débirentier n'a droit à aucune déduction et doit, avant le 1er février de chaque année, déclarer le montant des rentes viagères imposables qu'il a versées l'année précédente, avec l'identité de leurs bénéficiaires sur un imprimé fiscal spécial (imprimé n° 2466).

Les plus-values immobilières

La plus-value est la différence entre le prix de vente d'un bien immobilier et son prix de revient. La vente en viager étant une cession à titre onéreux, elle peut engendrer une taxation sauf, bien sûr, si l'on bénéficie d'une exonération. Nous vous conseillons de vous reporter pour toutes ces questions à la partie intitulée « Les plus-values immobilières » qui contient tous les développements nécessaires à une bonne compréhension du sujet.

Les éléments de calcul (prix de cession et de revient) comportent cependant quelques cas particuliers en raison de l'existence de la rente :

- pour le prix de cession, celui retenu pour ce bien est la valeur en capital de la rente, à l'exclusion des intérêts, à laquelle on rajoutera l'éventuel bouquet ;
- en ce qui concerne le prix de revient, il sera fait application des mêmes règles.

● Cas particulier : la revente du bien par le débirentier

Vous avez acquis un bien en viager et vous décidez de le revendre alors que le crédirentier est toujours vivant. Comment se calcule la plus-value ?

- Pour le prix de vente, on retient la somme qui figure dans l'acte en y incluant le montant des arrérages restant à courir.
- Quant au prix d'acquisition, on a le choix entre les deux options suivantes :
  - soit la valeur en capital de la rente plus un éventuel bouquet ;
  - soit le montant des arrérages versés au jour de la vente plus ceux qui restent à verser plus l'éventuel bouquet.

Toutefois, en cas de revente du bien avant le décès du crédirentier, le contribuable pourra, sur sa demande, retenir le total des annuités versées et du capital représentatif de la rente à la date de la revente, sans pouvoir procéder à la réévaluation de la somme ainsi obtenue.

Les impôts locaux

Deux de ceux-ci intéressent le viager immobilier, il s'agit de la taxe foncière et de la taxe d'habitation.

En matière de taxe foncière, le débiteur légal de l'impôt est le propriétaire au 1er janvier de l'année d'imposition ou l'usufruitier s'il y a lieu. Ainsi, en cas de viager libre, le débiteur sera le débirentier, alors qu'il s'agira du crédirentier s'il s'est réservé l'usufruit du bien. Si, en revanche, le crédirentier s'est réservé le droit d'usage et d'habitation, la taxe est établie au nom du propriétaire, c'est-à-dire du débirentier.

À savoir

Il est courant de mettre contractuellement à la charge du débirentier le montant de la taxe foncière en cas de réserve d'usufruit par le vendeur crédirentier ; cette clause du contrat n'est toutefois pas opposable à l'administration.

En matière de taxe d'habitation, le débiteur légal de l'impôt est la personne qui dispose des biens au 1er janvier de l'année d'imposition. Il s'agira donc du débirentier ou du crédirentier s'ils occupent le bien, ou de toute autre personne, occupant ou locataire, à qui ils en auraient donné la jouissance.

Tableaux

Les quatre tableaux qui vont suivre ont été aimablement fournis par la CNP Assurances.

Attention : ces tableaux n'ont pas un caractère impératif ! Il existe d'autres barèmes (notaires, compagnies d'assurances) qui peuvent parfaitement être utilisés et vous sembler plus pertinents dans telle ou telle hypothèse. En conséquence, avant toute vente en viager, nous vous recommandons de consulter au moins un notaire et de faire établir par ses soins plusieurs simulations afin de déterminer les conditions optimales de la vente.

Tableau I
Espérance de vie sur une tête pour un calcul en 2011

Age	Espérance de vie Femme	Espérance de vie Homme	Age	Espérance de vie Femme	Espérance de vie Homme
40	54,06	50,53	73	18,92	15,95
41	52,93	49,40	74	17,97	15,09
42	51,81	48,26	75	17,03	14,26
43	50,68	47,13	76	16,11	13,43
44	49,56	46,01	77	15,21	12,62
45	48,45	44,88	78	14,34	11,83
46	47,33	43,76	79	13,48	11,05
47	46,22	42,65	80	12,65	10,31
48	45,11	41,54	81	11,84	9,60
49	44,01	40,43	82	11,07	8,92
50	42,92	39,32	83	10,32	8,29
51	41,83	38,22	84	9,61	7,69
52	40,74	37,12	85	8,94	7,13
53	39,66	36,03	86	8,30	6,60
54	38,59	34,94	87	7,69	6,11
55	37,51	33,87	88	7,12	5,64
56	36,44	32,81	89	6,60	5,19
57	35,37	31,75	90	6,10	4,77
58	34,32	30,71	91	5,65	4,39
59	33,26	29,67	92	5,23	4,04
60	32,21	28,62	93	4,86	3,71
61	31,16	27,59	94	4,51	3,43
62	30,11	26,55	95	4,19	3,17
63	29,05	25,53	96	3,89	2,94
64	28,00	24,50	97	3,62	2,73
65	26,96	23,50	98	3,36	2,53
66	25,93	22,50	99	3,13	2,35
67	24,90	21,51	100	2,91	2,19
68	23,87	20,53	101	2,71	2,04
69	22,86	19,58	102	2,53	1,90
70	21,86	18,64	103	2,36	1,77
71	20,87	17,72	104	2,20	1,65
72	19,89	16,82	105	2,05	1,54

Tableau II
Rente viagère annuelle immédiate
sur une tête servie trimestriellement pour un calcul en 2011
(extrait du tarif de CNP Assurances)
Taux du tarif : 1,75 %

Age	Femme Prix de 1€ de rente	Femme Rente pour 100€	Homme Prix de 1€ de rente	Homme Rente pour 100€	Age	Femme Prix de 1€ de rente	Femme Rente pour 100€	Homme Prix de 1€ de rente	Homme Rente pour 100€
40	36,155	2,766	34,686	2,883	73	17,543	5,700	15,105	6,620
41	35,681	2,803	34,178	2,926	74	16,936	5,904	14,526	6,884
42	35,199	2,841	33,661	2,971	75	16,166	6,186	13,809	7,242
43	34,710	2,881	33,137	3,018	76	15,543	6,434	13,213	7,568
44	34,214	2,923	32,604	3,067	77	14,774	6,769	12,495	8,003
45	33,710	2,967	32,063	3,119	78	14,144	7,070	11,886	8,413
46	33,198	3,012	31,513	3,173	79	13,385	7,471	11,172	8,951
47	32,678	3,060	30,955	3,230	80	12,752	7,842	10,573	9,458
48	32,150	3,110	30,391	3,290	81	12,011	8,326	9,896	10,105
49	31,616	3,163	29,817	3,354	82	11,390	8,780	9,325	10,724
50	31,699	3,155	29,818	3,354	83	10,683	9,361	8,707	11,485
51	31,143	3,211	29,213	3,423	84	10,089	9,911	8,184	12,219
52	30,580	3,270	28,600	3,496	85	9,511	10,514	7,685	13,012
53	30,008	3,332	27,980	3,574	86	8,869	11,275	7,143	14,001
54	29,429	3,398	27,353	3,656	87	8,329	12,006	6,692	14,944
55	28,839	3,468	26,722	3,742	88	7,808	12,808	6,249	16,003
56	28,238	3,541	26,090	3,833	89	7,256	13,781	5,768	17,338
57	27,632	3,619	25,450	3,929	90	6,794	14,719	5,354	18,677
58	27,550	3,630	25,292	3,954	91	6,363	15,716	4,982	20,072
59	26,916	3,715	24,627	4,061	92	5,954	16,796	4,624	21,625
60	26,273	3,806	23,949	4,176	93	5,538	18,057	4,256	23,499
61	25,618	3,903	23,260	4,299	94	5,194	19,253	3,967	25,210
62	24,951	4,008	22,563	4,432	95	4,871	20,528	3,696	27,056
63	24,271	4,120	21,856	4,575	96	4,606	21,710	3,482	28,720
64	23,578	4,241	21,141	4,730	97	4,285	23,340	3,229	30,974
65	22,878	4,371	20,424	4,896	98	3,986	25,085	2,995	33,392
66	22,170	4,511	19,703	5,075	99	3,709	26,961	2,779	35,985
67	21,456	4,661	18,977	5,269	100	3,452	28,972	2,580	38,764
68	20,734	4,823	18,250	5,479	101	3,212	31,133	2,394	41,767
69	20,391	4,904	17,863	5,598	102	3,087	32,393	2,297	43,544
70	19,643	5,091	17,127	5,839	103	2,873	34,804	2,132	46,894
71	18,892	5,293	16,399	6,098	104	2,674	37,390	1,979	50,520
72	18,139	5,513	15,679	6,378	105	2,489	40,179	1,839	54,392

105

Tableau III
Rente viagère annuelle immédiate
sur deux têtes servie trimestriellement pour un calcul en 2011
(extrait du tarif de CNP Assurances)
Taux du tarif : 1,75 %
Taux de réversion : 100 %
Femme âgée de 5 ans de moins que l'homme

Age du plus âgé	Prix de 1 € de rente	Rente pour 100 €	Age du plus âgé	Prix de 1 € de rente	Rente pour 100 €
40	39,807	2,512	73	22,240	4,496
41	39,393	2,539	74	21,893	4,568
42	38,971	2,566	75	21,125	4,734
43	38,541	2,595	76	20,364	4,911
44	38,103	2,624	77	19,585	5,106
45	37,655	2,656	78	18,976	5,270
46	37,199	2,688	79	18,338	5,453
47	36,735	2,722	80	17,548	5,699
48	36,261	2,758	81	16,892	5,920
49	35,779	2,795	82	16,100	6,211
50	35,319	2,831	83	15,436	6,478
51	34,818	2,872	84	14,653	6,824
52	34,308	2,915	85	13,997	7,144
53	33,789	2,960	86	13,221	7,564
54	33,260	3,007	87	12,575	7,952
55	33,344	2,999	88	11,838	8,447
56	32,787	3,050	89	11,201	8,928
57	32,221	3,104	90	10,586	9,446
58	31,676	3,157	91	9,912	10,089
59	31,090	3,216	92	9,336	10,711
60	30,493	3,279	93	8,774	11,397
61	29,884	3,346	94	8,191	12,209
62	29,266	3,417	95	7,697	12,992
63	29,168	3,428	96	7,242	13,809
64	28,518	3,507	97	6,795	14,716
65	27,857	3,590	98	6,336	15,782
66	27,185	3,678	99	5,950	16,806
67	26,502	3,773	100	5,586	17,902
68	25,808	3,875	101	5,279	18,942
69	25,133	3,979	102	4,938	20,249
70	24,418	4,095	103	4,600	21,739
71	23,696	4,220	104	4,283	23,350
72	22,965	4,354	105	3,987	25,084

Tableau IV
Valeur de l'usufruit pour un calcul en 2011
(extrait du tarif de CNP Assurances)
Valeur de l'usufruit d'une somme de 1 000 euros
placée à 5 % l'an (revenu mensuel)

Age de l'usufruitier	Valeur de l'usufruit pour 1 000 € de capital Femme	Valeur de l'usufruit pour 1 000 € de capital Homme	Age de l'usufruitier	Valeur de l'usufruit pour 1 000 € de capital Femme	Valeur de l'usufruit pour 1 000 € de capital Homme
40	908,610	895,692	73	610,101	543,278
41	904,060	890,138	74	595,605	528,169
42	899,233	884,270	75	574,888	507,599
43	894,142	878,113	76	558,891	490,973
44	888,830	871,655	77	537,141	469,311
45	883,197	864,875	78	519,922	451,210
46	877,300	857,756	79	497,389	428,599
47	871,120	850,317	80	479,010	409,855
48	864,664	842,569	81	455,999	387,560
49	857,914	834,440	82	436,987	368,852
50	867,997	842,438	83	414,107	347,809
51	860,662	833,283	84	395,087	330,084
52	852,989	823,768	85	376,145	312,910
53	844,982	813,838	86	354,188	293,513
54	836,636	803,524	87	335,766	277,497
55	827,836	792,889	88	317,660	261,451
56	818,575	781,980	89	297,870	243,442
57	809,007	770,644	90	281,320	227,940
58	814,746	773,783	91	265,692	213,850
59	804,133	761,327	92	250,643	200,105
60	793,055	748,181	93	234,965	185,591
61	781,382	734,397	94	222,064	174,292
62	769,086	720,010	95	209,818	163,598
63	756,099	704,976	96	199,843	155,213
64	742,444	689,316	97	187,215	144,927
65	728,233	673,195	98	175,405	135,357
66	713,414	656,525	99	164,323	126,466
67	698,018	639,271	100	153,951	118,201
68	682,006	621,534	101	144,228	110,458
69	678,197	615,015	102	139,534	106,674
70	660,607	596,161	103	130,729	99,739
71	642,498	577,100	104	122,489	93,237
72	623,787	557,800	105	114,746	87,218

Questions-réponses

Mes parents ont vendu en viager. Ma mère est décédée et, depuis ce décès, mon père a préféré partir en maison de retraite. Pouvons-nous continuer à passer nos vacances dans cette maison jusqu'au décès de mon père ? Peut-on louer ?

Vos parents ayant vendu la maison en en conservant la jouissance (viager occupé), tout va dépendre de la nature des droits qu'ils s'étaient réservés lors de la vente.

Si vos parents détenaient un droit d'usage et d'habitation, vous pouvez en tant qu'enfant habiter cette maison pendant vos vacances jusqu'au décès de votre père. En effet, le titulaire du droit d'usage et d'habitation, comme sa famille, a le droit d'habiter le bien jusqu'à son décès. La notion de famille est toutefois relativement restrictive puisqu'elle ne comprend que le père, la mère et les enfants du crédirentier. Mais attention, habiter ne signifie pas y avoir sa résidence principale lorsque celle-ci était distincte au moment de la constitution du viager. Sachez aussi que vous ne pouvez pas la louer.

Enfin, dans le cas où vos parents s'étaient réservé l'usufruit, vous avez tous les droits y compris celui de louer jusqu'au décès du survivant de vos parents, en l'occurrence de votre père.

Lors de la signature du compromis de vente d'un viager, que doit-on verser au titre du dépôt de garantie ?

Il est d'usage de verser lors de la signature du compromis de vente une somme de 10 % à titre de dépôt de garantie. Cette somme caractérise la volonté de l'acquéreur de se porter propriétaire et assure, par l'effort financier qu'il effectue, le sérieux de ses intentions. Notons toutefois qu'il s'agit d'un usage et que les signataires de cet acte pourraient convenir d'un versement inférieur. Étant donné que rien ne différencie la situation d'un futur acquéreur en viager, il devra comme tout acquéreur verser une somme égale à ce moment. Étant donné la spécificité du viager, sur quelles bases ce dépôt de garantie devra-t-il être calculé ? Tout simplement sur la valeur vénale du bien vendu. Cette valeur vénale sera bien sûr déterminée d'un commun accord entre les parties et devra dans la mesure du possible résulter du marché local dont dépend géographiquement le logement ou la maison, objet de la transaction.

Je règle les rentes trimestriellement et d'avance, comme cela a été prévu au contrat de vente signé chez le notaire. Dans le cas où le crédirentier décède en début de trimestre, puis-je récupérer le prorata d'arrérages correspondant à la période du trimestre d'après son décès ?

L'article 1980 alinéa 2 du Code civil prévoit que s'il a été convenu que la rente serait payable d'avance, le terme est acquis en entier au crédirentier du jour de la date normale de paiement. En raison de ce texte et à défaut de conventions contraires, vous ne pourrez donc pas récupérer le prorata d'arrérages postérieur au décès. Cette disposition profite donc aux héritiers du crédirentier.

Peut-on vendre en viager à un enfant ?

Rien n'interdit à des parents de vendre en viager à l'un de leurs héritiers en ligne directe et à l'un de leurs enfants par exemple. Dans ce cas toutefois, l'article 918 du Code civil assimile la vente à une donation déguisée si les autres héritiers en ligne directe, frère et sœur de l'acheteur par exemple, n'ont pas donné leur accord à cette vente.

En fait, on présume que le prix n'a pas été payé par l'enfant acquéreur, et cette gratuité a pour effet de réintégrer l'immeuble dans le patrimoine du parent vendeur à son décès, donc dans sa succession en vue du partage de ses biens. Cette situation peut aboutir au dessaisissement de l'immeuble acquis par l'enfant.

Sachez que seuls les héritiers en ligne directe, enfants ou petits-enfants en cas de décès de leur auteur, ont la possibilité de faire jouer l'article 918 du Code civil. N'oubliez pas non plus que votre notaire devra vous conseiller et vous alerter dans chaque cas particulier sur les conséquences de cette convention.

Peut-on revendre le bien que l'on a acquis en viager avant le décès du crédirentier ?

Oui. L'immeuble acquis moyennant une rente viagère peut toujours être revendu par le débirentier à un sous-acquéreur même si le crédirentier ne donne pas son accord. Il suffira alors au débirentier de lui faire signifier la vente par voie d'huissier. Cette situation pourra se présenter si le débirentier ne peut plus subvenir au service de la rente ou pour toute autre raison qui lui sera personnelle. Dans ce cas, deux hypothèses peuvent être envisagées :

- le sous-acquéreur paie comptant un prix correspondant à la valeur de l'immeuble (maison ou logement) et l'acquéreur initial continuera d'assumer le versement de la rente viagère. Pour que cette possibilité puisse se réaliser, il faudra que le crédirentier accepte une autre garantie que celle existant sur le bien (privilège de vendeur) et que le débirentier puisse la lui fournir (hypothèque, caution, etc.) ;
- le sous-acquéreur s'engage à assurer le service de la rente viagère au lieu et place de l'acquéreur initial. Dans ce cas, le vendeur crédirentier interviendra à l'acte de cession pour accepter le nouveau débirentier et décharger l'ancien, mais généralement il n'en fait rien, de manière à pouvoir réclamer le paiement de la rente à l'acquéreur initial en cas de défaillance de ce nouveau propriétaire.

Comme on le voit, ce type de situation doit avoir pour résultat de ne rien changer au service de la rente ainsi qu'aux garanties qui y sont attachées.

111

Ancien commerçant, j'ai cédé mon fonds de commerce voilà déjà trois ans. Son propriétaire actuel propose de m'acheter les murs de ce fonds dont je suis resté propriétaire. Puis-je lui proposer une vente en viager ?

Cela est tout à fait possible et rien ne différencie ce type de vente de celle d'un logement. Les frais d'acquisition à la charge du débirentier sont les mêmes qu'en matière d'habitation, soit un total d'environ 7 % de la valeur vénale du bien indiquée dans le contrat de vente en viager.

Troisième partie

Les plus-values immobilières

Savoir vendre, cela suppose que vous connaissiez précisément le régime d'imposition auquel vous serez éventuellement assujetti en cas de plus-values. Or, l'imposition des plus-values immobilières est souvent mal comprise des particuliers. Beaucoup d'idées fausses circulent sur les modalités de calcul, les abattements ou les exonérations. Si vous vendez votre logement ou un quelconque bien immobilier, lisez attentivement ce chapitre. Cela vous évitera, nous l'espérons, bien des déconvenues.

Ce guide est à jour des règles en vigueur au 1er janvier 2011. La législation encadrant les plus-values immobilières ne devrait pas être modifiée par la réforme de la fiscalité du patrimoine de l'été 2011. En revanche, dans le cadre de la réforme du permis de construire prévue pour l'automne 2011, il est envisagé de supprimer les abattements pour durée de détention mais uniquement en cas de vente d'un terrain constructible non bâti et ce, « *afin de lutter contre la rétention foncière* ».

Ainsi, dans cette hypothèse, l'imposition de la plus-value serait la même pour un terrain vendu au bout d'un an ou de quinze ans.

Les données fondamentales

La législation encadrant les plus-values immobilières des particuliers est codifiée aux articles 150 U à 150 VH du Code général des impôts (disponible sur le site www.legifrance.gouv.fr). Elle est utilement commentée dans le Bulletin officiel des impôts 8 M-1-04 n° 7 du 14 janvier 2004 (disponible sur le site www.impots.gouv.fr).

Quelles plus-values ?

Sont traitées dans cette partie les ventes de biens immobiliers réalisées par les particuliers dans le cadre de la gestion de leur patrimoine privé.

Les plus-values réalisées à l'occasion d'une activité professionnelle relèvent d'autres règles d'imposition.

Quand y a-t-il plus-value ?

La plus-value est la différence imposable entre le prix de vente d'un bien immobilier et son prix d'acquisition :

Plus-value = prix de vente − prix d'acquisition.

Pour qu'il y ait plus-value imposable, plusieurs conditions doivent être réunies. Il faut :

- que vous soyez imposable en tant que personne ;
- qu'il s'agisse d'une cession à titre onéreux (exemple : une vente ou un échange) et non gratuite (exemple : une succession, une donation) ;
- que la cession porte sur un bien ou des droits immobiliers (exemple : votre logement ou votre résidence secondaire) ou sur des titres de sociétés immobilières ;
- que la vente que vous réalisez ne fasse pas l'objet d'une exonération de taxation.

Enfin, sachez tout de suite que si vous dégagez une plus-value taxable, elle fera l'objet d'un prélèvement libératoire à hauteur de 31,3 % (soit 19 % de taxation, et 12,3 % de prélèvements sociaux).

☞ *Se reporter au chapitre sur la détermination de la plus-value.*

La moins-value éventuellement réalisée n'est pas fiscalement prise en compte.

Qu'est-ce qui est imposable ?

Les personnes

Sont imposables les plus-values réalisées par les personnes physiques (vous-même, votre conjoint, toute personne à votre charge par exemple) ou par certaines personnes morales (sociétés).

Sont ainsi concernées par le régime des plus-values des particuliers les sociétés à prépondérance immobilière, non cotées en Bourse et non soumises à l'impôt sur les sociétés. Rappelons qu'une société à prépondérance immobilière est une société dont le patrimoine immobilier, autre que celui affecté à son exploitation, est supérieur de 50 % à la totalité de ses actifs.

Les sociétés civiles immobilières soumises à l'impôt sur le revenu sont donc les premières visées.

Les biens

Vous serez donc taxé, que vous vendiez un immeuble entier, un appartement, une maison, un terrain, un local d'activités ou des parts ou actions de sociétés à prépondérance immobilière, non cotées en Bourse et non soumises à l'impôt sur les sociétés. Sont aussi taxés les droits relatifs à ces biens (usufruit, nue-propriété, mitoyenneté, droit de surélévation, servitudes, etc.).

Le régime des plus-values des particuliers s'applique donc, d'une part à la vente d'un immeuble réalisée par la société elle-même, et d'autre part à la cession par les associés de leurs parts ou actions. Dans le cas de vente par la société, on déterminera la plus-value globale au niveau de l'achat et de la revente réalisée par celle-ci et l'on imposera chaque associé pour la quote-part correspondant à ses droits sociaux. Si vous ne faites que revendre des titres que vous avez acquis, la plus-value se calculera en fonction de la date d'acquisition de ceux-ci et de la date de la vente que vous effectuez. Quel que soit le cas de figure, vente de biens immobiliers ou de titres de société, l'associé de la société sera donc imposable en définitive.

Importance du lieu du domicile

En France

Sont imposés au titre des plus-values les vendeurs domiciliés en France, quelle que soit la situation du bien (en France ou à l'étranger), sauf dérogations résultant de conventions internationales.

À savoir

Le terme « France » désigne les départements métropolitains ainsi que les départements d'outre-mer. Il ne concerne pas, en revanche, les territoires d'outre-mer.

Sont considérées comme ayant leur domicile fiscal en France les personnes qui y ont leur foyer ou leur lieu de séjour principal, ou leur activité professionnelle, ou le centre de leurs intérêts économiques.

Dans un État membre de l'Union européenne

Lorsque le vendeur n'a pas son domicile fiscal en France mais réside dans un État membre de l'Union européenne, en cas de vente d'immeuble, de droits immobiliers ou de titres de sociétés à prépondérance immobilière, il est imposable au taux forfaitaire de 19 % comme les résidents français mais les 12,3 % de prélèvements sociaux ne lui sont pas applicables.

En dehors de l'Union européenne

Les non-résidents qui habitent à l'extérieur de l'Union européenne demeurent soumis à un prélèvement d'un tiers (33,1/3 %) de la plus-value réalisée. Ce taux peut être porté à 50 % lorsque le vendeur est domicilié, établi ou constitué dans un État ou territoire non coopératif.

Ce prélèvement devra être payé au moment de l'enregistrement de l'acte ou de sa publication aux hypothèques en cas de mutation immobilière.

Qu'appelle-t-on cession à titre onéreux ?

Par cession à titre onéreux, on entend toute transmission de propriété résultant d'une vente, d'une expropriation, d'un échange, d'un partage ou d'une licitation (autre qu'au profit d'un coïndivisaire, portant sur des biens provenant de succession ou de communauté conjugale), d'un apport en société, de la dissolution ou de la transformation d'une société de personnes, ou encore d'une mutation de même nature que celles énumérées ci-dessus portant sur des parts de société transparente ou à prépondérance immobilière.

Il faut bien entendu que la cession porte sur des immeubles bâtis ou non bâtis ou sur des terrains à bâtir, quelle que soit d'ailleurs la nature des biens cédés, usufruit ou nue-propriété par exemple.

Vous devez attacher une grande importance à la date de réalisation de la plus-value. Cette date correspondra généralement à celle de la signature chez le notaire de la vente du bien, et non à celle de la signature de la promesse de vente.

Nous verrons par la suite que cette date a une grande importance pour le décompte des délais relatifs aux exonérations et à l'application des abattements.

Seules sont imposables les plus-values résultant d'une cession à titre onéreux. Les cessions à titre gratuit (donation, succession ou partage successoral) ne sont donc pas taxées au titre de la plus-value.

Les cas d'exonération

Il faut bien évidemment toujours garder à l'esprit le principe de la loi : si la vente d'un bien immobilier génère une plus-value, celle-ci est soumise à l'impôt. Toutefois, cette règle souffre de nombreuses exceptions qui permettent d'exonérer de taxation la plus-value réalisée. Le cas d'exonération le plus fréquent est celui dont bénéficie la vente d'une résidence principale.

La vente de la résidence principale

La plus-value réalisée lors de la vente d'une résidence principale est toujours exonérée, quelle que soit la nature de l'immeuble vendu (appartement, maison, villa, chalet). Il suffit que le logement vendu constitue la résidence principale du vendeur au jour de la cession pour bénéficier de l'exonération (article 150-U-II 1° du CGI) ; aucune autre condition n'est exigée (ni délai de détention ou d'occupation).

Même si la loi n'impose aucun délai de détention ou d'occupation du bien vendu dès lors qu'il constitue la résidence principale du vendeur au jour de la vente, le vendeur doit néanmoins pouvoir prouver, par tous moyens, qu'il s'agit bien de sa résidence principale, c'est-à-dire de sa résidence habituelle et effective. En pratique, plus le séjour dans les lieux est ancien, plus rapporter cette preuve est aisé. En revanche, lorsque l'occupation a été brève (moins d'un an et *a fortiori* moins de six mois), le notaire puis le fisc peuvent légitimement s'interroger et réclamer des justificatifs au vendeur.

Ainsi, l'exonération est refusée lorsque l'occupation au moment de la vente répond à des motifs de pure convenance et notamment lorsque le propriétaire revient occuper le logement juste avant la vente et pour les besoins de cette dernière.

La notion de résidence principale

Par résidence principale, il faut entendre le lieu où le contribuable réside habituellement avec sa famille et où se situe le centre de ses intérêts personnels, professionnels et matériels. Par conséquent, s'il n'y réside que temporairement, l'exonération peut être remise en cause, à moins que le vendeur n'apporte la preuve de l'effectivité de la résidence au fisc.

Il arrive fréquemment que le vendeur déménage avant d'avoir vendu son logement, et qu'un certain laps de temps s'écoule avant la vente. L'administration fiscale permet toutefois au vendeur de bénéficier de l'exonération alors qu'il a déménagé et occupe déjà sa nouvelle résidence principale en lui accordant un délai « normal » pour la vente de son logement. Ce délai peut varier en fonction de l'état du marché immobilier, du type de bien et sa situation géographique. Toutefois, dans un contexte économique normal, le délai normal de vente est de un an. Au-delà, le bien est considéré, sauf exceptions, comme étant devenu la résidence secondaire du vendeur et la plus-value éventuellement réalisée est alors taxée. Par ailleurs, pour bénéficier de l'exonération, le vendeur ne doit pas, pendant le délai de mise en vente, avoir loué le logement ni même y avoir logé gratuitement des proches.

La notion de résidence principale en cas de séparation du couple

En cas de séparation ou de divorce, l'occupation du logement à titre de résidence principale n'est pas effective lorsque l'un des conjoints a dû quitter le logement. L'administration fiscale admet dans ce cas que même si le logement en question ne constitue plus sa résidence fiscale au moment de la vente, il peut bénéficier de l'exonération à condition que le logement ait été occupé par son ex-conjoint jusqu'à sa mise en vente. La vente doit avoir lieu dans un délai normal, soit environ un an, une fois le bien mis en vente.

Cette exonération s'applique aussi bien aux conjoints et aux concubins qui se séparent qu'aux partenaires qui rompent un Pacs.

À savoir

L'exonération s'applique même si celui qui a quitté le logement commun suite à la rupture du couple a acheté entre-temps un nouveau logement où il réside.

Les dépendances

L'exonération s'applique aussi aux dépendances immédiates et nécessaires de la résidence principale, à condition qu'elles soient cédées en même temps que celle-ci. La vente des dépendances peut être réalisée auprès d'acquéreurs distincts dès lors que la vente des dépendances intervient simultanément avec l'habitation (l'administration tolère, selon la situation, un délai de quelques semaines).

Par dépendances, il faut comprendre votre cave, vos box ou parkings, la chambre de service, le jardin privatif, votre cour, mais aussi le terrain cédé. Ainsi, si vous vendez votre maison entourée d'un terrain, l'exonération porte sur l'ensemble de la propriété.

À savoir

Un garage qui n'est pas situé dans le même immeuble, mais à moins d'un kilomètre de la résidence principale profite également de l'exonération s'il est vendu en même temps qu'elle. De même, bénéficie de l'exonération une chambre de service située dans le même immeuble que la résidence principale.

Cas particuliers

Il s'agit de deux cas particuliers d'exonération de la résidence principale.

Les immeubles en cours de construction au moment de la vente

Si vous achetez un logement sur plans ou que vous faites construire votre maison en vue d'en faire votre résidence principale, il peut arriver que vous ayez à revendre ce bien avant même qu'il ne soit achevé. Ce bien ne constitue donc pas votre résidence principale. Pourtant, l'exonération est quand même admise à ce titre dans six cas : lorsque la vente est réalisée par des époux en instance de divorce, des concubins qui se séparent ou des partenaires qui rompent un Pacs, lorsque la vente a lieu à la suite d'une mutation professionnelle, ou pour cause d'invalidité, ou enfin à la suite du décès du conjoint, du partenaire ou du concubin.

Si vous êtes dans l'une de ces situations, vous bénéficierez de l'exonération à condition de remplir les deux conditions suivantes :
- vous devez justifier que le bien était destiné à constituer votre résidence principale ;
- vous ne devez pas être propriétaire du logement que vous occupez durant la construction de votre future habitation.

De plus selon les cas :
- si le bien est cédé par des concubins qui se séparent, ceux-ci doivent également justifier de leur situation de concubinage, et pour des partenaires pacsés qui rompent leur Pacs, justifier de la conclusion d'un Pacs ;

À savoir

Pour justifier de l'état de concubinage, vous pouvez fournir un certificat de vie commune ou de concubinage.

- si la vente a lieu suite à une mutation professionnelle, vous devez être en mesure d'établir que la vente est consécutive à cette mutation ou à celle de votre conjoint ;
- si le bien est cédé pour cause d'invalidité, vous devez démontrer que la cession intervient à la suite de votre invalidité ou de celle de votre conjoint correspondant au classement dans la deuxième ou la troisième catégorie prévues à l'article L 341-4 du Code de la Sécurité sociale.

Les péniches ou bateaux à usage d'habitation

En réalité, une péniche est un bien meuble, et par conséquent elle n'est pas concernée par le régime d'imposition des plus-values immobilières. La vente d'une péniche ne devrait donc pas bénéficier, en principe, de l'exonération prévue en cas de vente de la résidence principale. Pourtant, l'administration fiscale considère que cette exonération s'applique dès lors que les conditions suivantes sont simultanément remplies :

- le bateau ou la péniche ne doit pas être destiné à la navigation ;
- il est soumis à la taxe foncière sur les propriétés bâties ;
- il est effectivement utilisé au jour de la cession en un point fixe à usage d'habitation principale de son propriétaire.

Résidence principale d'un associé

Lorsqu'un logement appartenant à une société est mis à la disposition gratuite d'un associé, ce dernier bénéficie, en cas de vente du logement par la société, de l'exonération de la résidence principale comme s'il en avait été lui-même propriétaire. L'exonération ne porte que sur la partie d'immeuble habitée par l'associé et est calculée au prorata des droits que celui-ci détient dans la société.

L'exonération relative à la durée de détention

Toute vente d'un bien détenu depuis au moins quinze ans est exonérée de l'impôt sur la plus-value (article 150-VC-I du CGI).

Pour le calcul de la durée de détention, on prend en compte :

- pour les terrains et biens acquis achevés, la date de l'acte authentique de vente (l'acte notarié) ;
- pour les immeubles que le cédant a construits ou fait construire (contrat de construction de maison individuelle par exemple), le délai part de la date du début d'exécution des travaux (la preuve du début des travaux résulte, en principe, de la délivrance du récépissé de la déclaration d'ouverture de chantier faite en mairie) ;
- pour un immeuble acquis en l'état futur d'achèvement (achat sur plans), on tient compte de la date de conclusion du contrat (acte notarié).

L'exonération au bout de quinze ans de détention joue quelle que soit la nature du bien (appartement, maison, chalet, manoir, locaux commerciaux, hôtel particulier, villa, terrain à bâtir, etc.) et quelle que soit leur affectation (habitation, professionnelle, commerciale artisanale ou industrielle).

L'exonération relative au montant de la cession

Toute vente immobilière dont le prix de cession n'excède pas au total 15 000 € échappe à l'imposition. Ce seuil de 15 000 € s'apprécie opération par opération, et non pas annuellement.

> **À savoir**
>
> Chaque vente d'un montant maximal de 15 000 € est exonérée de l'impôt sur la plus-value, et ce, même si vous en effectuez plusieurs dans la même année.

Si le bien vendu est détenu en indivision, le seuil de 15 000 € s'applique par rapport à la valeur de chaque quote-part indivise cédée. Si la propriété du bien est partagée entre nus-propriétaires et usufruitiers, eux-mêmes en indivision, le seuil de 15 000 € est calculé sur la base de chaque quote-part indivise en pleine propriété.

Si le bien vendu est détenu par des époux, le seuil des 15 000 € s'apprécie selon la quote-part détenue par chacun des époux, y compris en cas de mariage sous le régime de la communauté légale ou conventionnelle.

> **Exemple**
>
> Un bien est détenu en indivision par des époux à hauteur de 70 % par Monsieur, et de 30 % par Madame. Il est vendu pour un montant total de 40 000 €. La valeur de la quote-part de Monsieur étant de 28 000 €, il est imposé au titre de la plus-value. La quote-part de Madame représentant 12 000 €, elle est exonérée.

Cas particulier : cession de plusieurs parcelles ou lots

Lorsque la vente a lieu au bénéfice d'acquéreurs distincts

En cas de ventes de plusieurs parcelles non adjacentes, le seuil de 15 000 € s'apprécie parcelle par parcelle, et donc au gré de chacune des ventes consenties aux différents acquéreurs. Par conséquent, chaque cession dont le prix est inférieur à 15 000 € est exonérée de taxation au titre de la plus-value.

● **Lorsque la vente a lieu au bénéfice du même acquéreur**
On tient compte du prix global de la cession pour apprécier le seuil des 15 000 €.

Par exception, pour des parcelles non adjacentes, il est admis que le seuil de 15 000 € s'apprécie parcelle par parcelle.

L'exonération en faveur des expropriés

Les plus-values immobilières résultant d'une expropriation sont totalement exonérées sous deux conditions cumulatives (article 150U-II 4° du CGI) :
- qu'elles soient réalisées à la suite d'une déclaration d'utilité publique sans tenir compte de la forme du transfert (accord amiable ou ordonnance d'expropriation). Sont donc exclues les cessions volontaires aux collectivités locales ;
- et que le cédant (l'exproprié) procède au remploi intégral de l'indemnité par l'acquisition, la construction, la reconstruction ou l'agrandissement d'un ou de plusieurs immeubles dans un délai de un an à compter de la date du paiement de l'indemnité.

Par ailleurs, il est possible d'utiliser les capitaux provenant du bien exproprié sans tenir compte de l'affectation des biens.

Exemple

Vous bénéficiez de l'exonération, même si vous réemployez l'indemnité pour acheter un terrain (immeuble non bâti), alors que vous avez reçu cette indemnité lors de l'expropriation d'un immeuble bâti.

L'administration admet également que bénéficient également de l'exonération, et à ces mêmes conditions, les plus-values réalisées à l'occasion d'une acquisition amiable par la commune ou l'État d'un bien exposé à un risque naturel majeur et prévisible (avalanche, crue torrentielle, mouvement ou affaissement de terrain en présence de cavité souterraine, etc.).

> **À savoir**
>
> Si le bien exproprié appartient à une société civile n'ayant pas opté pour l'IS ou à une société immobilière de copropriété, l'exonération ne peut s'appliquer que dans la mesure où le remploi est intégral par chacun des associés.

La vente de la résidence en France des non-résidents européens

Les Français installés à l'étranger, mais aussi les ressortissants d'un État membre de l'Union européenne, de l'Islande, de la Norvège ou du Liechtenstein (ou d'un autre État s'ils peuvent invoquer le bénéfice d'une clause de non-discrimination) sont exonérés, sous conditions, de l'impôt sur la plus-value lors de la cession de leur résidence en France.

> **À savoir**
>
> Depuis le 1er janvier 2011, cette exonération s'applique dans la limite d'une seule résidence par contribuable (contre deux précédemment).

Les conditions à remplir pour être exonéré de plus-value

L'exonération s'applique à la double condition pour le vendeur :
- d'avoir été fiscalement domicilié en France de manière continue pendant au moins deux ans à un moment quelconque avant la cession ;
- d'avoir la libre disposition du bien au moins depuis le 1er janvier de l'année précédant celle de la cession (les biens mis en location ne bénéficient donc pas de l'exonération). En pratique, un délai minimal de douze mois de libre disposition du logement s'impose donc.

À savoir

Les dépendances immédiates et nécessaires bénéficient également de l'exonération à condition d'être vendues en même temps que le logement.

L'exonération relative à l'acquéreur du bien vendu

Un dispositif temporaire d'exonération a été mis en place afin d'encourager le développement du logement social. Les différents cas d'exonération concernent la vente de biens destinés directement ou indirectement à des organismes en charge du logement social. C'est donc du statut de l'acheteur que va dépendre l'exonération. Ainsi, le vendeur d'un immeuble bâti ou non bâti est exonéré de taxation sur la plus-value pour une vente, notamment à un organisme HLM ou à une société d'économie mixte gérant des immeubles sociaux.

☞ *Voir la liste complète des acheteurs visés*
à l'article 150 U II 7ᵉ et 8ᵉ
du Code général des impôts.

Ce dispositif s'applique aux ventes réalisées jusqu'au 31 décembre 2011.

Exonérations diverses

Sachez enfin que sont exonérés :

- les titulaires de pensions de vieillesse non assujettis à l'impôt sur le revenu au titre de l'année de la réalisation de la plus-value (article 150-U-III du CGI) ;
- les titulaires de carte d'invalidité correspondant au classement dans la deuxième ou la troisième catégorie prévues à l'article 341-4 du Code de la Sécurité sociale (il s'agit, d'une part, des invalides absolument incapables d'exercer une profession quelconque et, d'autre part, de ceux qui sont dans l'obligation d'avoir recours à une tierce personne pour effectuer les actes de la vie ordinaire).

Cette exonération s'applique si les personnes concernées remplissent une double condition au titre de l'avant-dernière année précédant celle de la cession :
- elles ne devaient pas être passibles de l'impôt de solidarité sur la fortune ;
- leur revenu fiscal de référence ne devait pas dépasser certains seuils (pour une vente en 2011 : 9 876 € pour la première part de quotient familial et 2 637 € pour chaque demi-part supplémentaire).

Les cas d'exonération

Nature de la cession	Destination des biens au jour de la cession	Conditions relatives à la durée de détention	Conditions relatives à la cession	Observations	Mais attention !
Cession volontaire à titre onéreux (vente, échange, apport en société, licitation, etc.)	Résidence principale du cédant (CGI, art. 150-U II)	Aucune à condition que le bien constitue la résidence principale du vendeur au moment de la vente	Aucune	L'exonération bénéficie également aux dépendances immédiates et nécessaires de la résidence principale cédées en même temps que celle-ci. Il s'agit des bâtiments annexes (garage, jardin, cour) mais aussi du terrain en totalité	Pas d'exonération : – si occupation fictive – si opération trop souvent répétée
	Résidence en France des Français résidant à l'étranger et ressortissants d'un État membre de la Communauté européenne ou de l'Islande et de la Norvège (CGI, art. 150-U II)	Domiciliation fiscale en France pendant au moins deux ans à un moment quelconque antérieurement à la cession et libre disposition du bien depuis le 1er janvier de l'année précédant la vente	Depuis le 1er janvier 2011, l'exonération ne peut jouer que pour une seule cession		Le bien vendu doit constituer l'habitation en France du contribuable domicilié hors de France
	Cession de tous immeubles : résidences secondaires, logements loués, terrains à bâtir	Détention de plus de 15 ans.			
Expropriation (cession forcée ne bénéficiant pas de l'une des exonérations ci-dessus)	Indifférente	Aucune	L'exonération doit faire suite à une déclaration d'utilité publique. Sont exclues les cessions volontaires aux collectivités locales	L'exonération est subordonnée au remploi intégral de l'indemnité dans l'achat de bien de même nature, par l'acquisition, la construction, la reconstruction ou l'agrandissement d'un ou de plusieurs immeubles à la date de paiement de l'indemnité	Le remploi doit être effectué dans le délai de un an à compter de la date du paiement de l'indemnité
Mutation à titre gratuit	Il s'agira de transmission par donation ou succession : elles ne sont pas imposées au titre des plus-values.				

Sont également exonérés de toute imposition au titre des plus-values immobilières :
chaque cession dont le montant ne dépasse pas 15 000 € (CGI, article 150-U II 6)
les personnes titulaires d'une pension de retraite et les titulaires de la carte d'invalidité deuxième ou troisième catégorie. Cette exonération est subordonnée à la condition que ces personnes n'aient pas été passibles de l'impôt de solidarité sur la fortune au titre de l'avant-dernière année précédant celle de la cession et que leur revenu fiscal n'excède pas 9 876 € pour la première part de quotient familial, et 2 637 € pour chaque demi-part supplémentaire (CGI, article 150 U III)
les cessions d'immeubles bâtis ou non bâtis réalisées avant le 31 décembre 2011 destinés directement ou indirectement à des organismes en charge du logement social (CGI, article 150 U II 7e et 8e)

La détermination de la plus-value

Si vous ne pouvez pas bénéficier de l'un des cas d'exonération exposés dans le chapitre précédent, vous êtes donc imposé au titre des plus-values et devez donc calculer son montant. Voyons ensemble le mode de calcul. Même si l'affirmation suivante peut paraître une lapalissade : sachez qu'il n'y a plus-value que si vous revendez le bien plus cher que vous ne l'avez acquis. En d'autres termes, la plus-value brute est égale à la différence entre le prix de cession et le prix d'acquisition par le cédant (article 150-V à 150-VE du CGI). C'est sur ce résultat qu'est ensuite calculé le montant de l'impôt à payer. La première étape consiste donc à calculer la plus-value brute.

Calcul de la plus-value brute

Pour calculer le montant de la plus-value brute, le prix de cession et le prix d'acquisition vont être « réajustés » en tenant compte des principaux frais qu'a dû supporter le vendeur.

Prix de vente (prix de cession)

Le prix de vente est toujours le prix auquel vous avez vendu votre bien, c'est-à-dire le prix indiqué dans l'acte définitif de vente.

Si le logement comporte un certain nombre d'éléments mobiliers, vous pouvez les vendre à part, c'est-à-dire soustraire leur valeur du prix. C'est intéressant pour le vendeur car le prix du mobilier n'est pas pris en compte pour la détermination de la plus-value imposable.

L'existence et le prix des meubles doivent correspondre à la réalité et être justifiés (demandez des factures au vendeur, ou, le cas échéant, un inventaire de commissaire-priseur, etc.). En d'autres termes, c'est comme si vous vendiez d'une part un logement, d'autre part des meubles d'occasion. Comme les deux ventes sont liées, il est préférable de faire mention de la vente des meubles dans la promesse ou le compromis de vente.

Majoration et diminution du prix de vente

Une fois le prix du bien déterminé, vous pouvez le majorer ou le diminuer dans les conditions suivantes.

Majoration du prix de vente

Il faut savoir que ce prix peut être majoré, le cas échéant, des charges et indemnités que l'acquéreur vous doit. C'est le cas si, dans l'acte de vente, il est prévu que l'acquéreur prenne en charge des travaux qui, en principe, auraient dû être supportés par le vendeur.

☞ Voir le paragraphe « Les charges et indemnités ».

Toutefois, les indemnités d'assurance consécutives à un sinistre partiel ou total d'un immeuble ne sont pas prises en compte.

À savoir

Si une dissimulation du prix est prouvée, le prix indiqué dans l'acte doit être majoré du montant de cette dissimulation.

Cas particuliers

- Vente en viager : on retiendra la valeur en capital de la rente à l'exclusion de tout intérêt, à laquelle on rajoutera l'éventuel bouquet (partie de prix payée comptant le jour de la vente) (article 150-VA-I du CGI).

- Échange ou dation en paiement : la valeur à retenir sera celle du bien reçu en contrepartie du bien remis, augmentée éventuellement du montant de la soulte reçue (ou diminuée de la soulte payée). Toutefois, certaines opérations d'échange sont exonérées.
- Partage ou licitation : dans le cadre d'une indivision conventionnelle (autre que successorale ou communautaire), on retiendra le montant de la soulte reçue en nature ou en espèces.
- Apport en société : on tiendra compte de la valeur réelle des titres représentatifs de l'apport.

● Diminution du prix de vente

Le prix de cession peut être réduit, sur justificatif, des frais que le vendeur doit supporter au moment de la vente. La liste de ces frais est fixée à l'article 41 duovicies H de l'annexe III du Code général des impôts. Vous pouvez déduire les frais suivants :

- les frais pour l'établissement des certifications et diagnostics imposés par la loi au jour de la cession (par exemple les diagnostics amiante, plomb, termites, assainissement, etc.) ;
- les honoraires versés à un architecte à raison des travaux permettant d'obtenir un accord préalable à un permis de construire ;
- les frais de mainlevée d'hypothèque grevant l'immeuble ;
- les éventuelles indemnités d'éviction versées au preneur par le propriétaire qui vend le logement libre de toute occupation ;
- le cas échéant les frais versés à un intermédiaire ou à un mandataire (commission d'agence…).

Le prix de vente est également réduit, sur justificatif, du montant de la TVA (taxe sur la valeur ajoutée) acquittée par le vendeur à l'occasion de la cession.

Prix d'acquisition (prix de revient)

Le prix d'acquisition pris en compte pour le calcul de la plus-value varie selon que le bien a été acquis à titre onéreux (achat) ou à titre gratuit (donation, succession).

Biens acquis à titre onéreux

Il s'agit du prix d'achat effectivement payé par le cédant, c'est-à-dire du prix indiqué dans l'acte définitif de vente. Lorsque la vente d'un logement comprend aussi des meubles (objets mobiliers laissés à l'acquéreur, telle une cuisine équipée), il n'est pas tenu compte du prix de vente du mobilier pour déterminer la plus-value éventuelle, tant pour la détermination du prix de vente (ou « prix de cession ») que pour la détermination du prix d'acquisition (ou « prix de revient »).

> **À savoir**
>
> Si une dissimulation du prix est établie, le prix indiqué dans l'acte sera majoré du montant de cette dissimulation.

Biens acquis à titre gratuit

Lorsque le bien a été acquis par succession ou donation, c'est-à-dire à titre gratuit, c'est la valeur retenue pour la détermination des droits de mutation à titre gratuit qui est prise en compte. Ce n'est donc pas la valeur vénale au jour de la transmission (article 150 VB I du CGI). Ce montant peut être déterminé en tenant compte, le cas échéant, de l'abattement de 20 % qui a pu être appliqué pour le calcul des droits de succession.

Rappelons que, pour le calcul des droits de succession, un abattement de 20 % est effectué sur la valeur vénale réelle de l'immeuble s'il constitue, au jour du décès, la résidence principale du conjoint survivant, le partenaire lié au défunt par un pacte civil de solidarité, ou des enfants mineurs ou majeurs protégés, ou dans l'incapacité de travailler (article 764 bis du CGI).

- Pour les biens acquis en viager, le prix retenu est la valeur du capital représentatif de la rente, à l'exclusion des intérêts, et majorée, le cas échéant, du bouquet ;
- Pour les biens dont la propriété est partagée entre un nu-propriétaire et un usufruitier, le prix d'acquisition de l'usufruit et de la nue-propriété doit obligatoirement être évalué selon le barème fiscal de l'usufruit. L'âge de l'usufruitier est apprécié à la date de la cession (voir barème de l'usufruit ci-dessous).

À savoir

Les biens reçus par donation ne sont pas concernés par cette mesure qui ne s'impose qu'aux ventes d'un bien ou d'un droit reçu par succession.

Barème de l'usufruit

Âge de l'usufruit	Valeur de l'usufruit	Valeur de la nue-propriété
Moins de 20 ans	9/10	1/10
De 20 ans révolus à moins de 30 ans	8/10	2/10
De 30 ans révolus à moins de 40 ans	7/10	3/10
De 40 ans révolus à moins de 50 ans	6/10	4/10
De 50 ans révolus à moins de 60 ans	5/10	5/10
De 60 ans révolus à moins de 70 ans	4/10	6/10
De 70 ans révolus à moins de 80 ans	3/10	7/10
De 80 ans révolus à moins de 90 ans	2/10	8/10
Pour les plus de 90 ans	1/10	9/10

Majoration : ce que l'on peut ajouter au prix d'acquisition

Frais afférents à l'acquisition à titre onéreux

Une fois le prix du bien déterminé, vous pouvez le majorer en lui rajoutant les frais et les dépenses énumérées ci-après, sur justificatifs. À défaut de justificatifs, et dans certains cas seulement, le prix est majoré forfaitairement (voir « Les frais d'acquisition » et « Les dépenses de construction ou d'amélioration » ci-après).

À savoir

Le prix d'acquisition n'est pas revalorisé à l'aide du coefficient d'érosion monétaire.

Les frais d'acquisition

Les frais d'acquisition sont le plus souvent évalués forfaitairement à 7,5 % du prix d'acquisition. Cependant, ils peuvent être retenus pour leur montant réel, à condition de pouvoir en justifier.

> **À savoir**
>
> En cas d'acquisition à titre gratuit (donation, succession), on doit retenir les frais pour leur montant réel et non forfaitairement.

Pour justifier du montant réel des frais, vous devez alors produire tous les documents en attestant, tels que les notes d'honoraires, les factures, etc. Ces frais, définis par décret, sont :

- les frais et coûts du contrat tels que les honoraires du notaire ou du rédacteur de l'acte, les commissions versées aux intermédiaires et qui sont dues par l'acquéreur en vertu du mandat (frais d'agence, etc.) ;
- les droits d'enregistrement ou de la TVA supportés effectivement par le contribuable.

Bien entendu, lorsque la cession porte sur une partie d'un bien (ou sur un droit immobilier), seuls les frais d'acquisition relatifs à cette partie du bien sont pris en compte afin de déterminer la plus-value imposable.

Les dépenses de construction ou d'amélioration

Si vous avez effectué des dépenses de construction, de reconstruction, d'agrandissement, ou d'amélioration, vous pourrez prendre ces dépenses en compte, soit pour leur montant réel, soit forfaitairement, selon les conditions suivantes :

Selon le montant réel des travaux

Si vous avez réellement effectué des travaux, vous pouvez en retenir le montant réel si :

- les travaux ont été effectués par une entreprise, et vous pouvez en justifier (en produisant les factures). C'est dans le seul cas où les travaux ont été réalisés avant l'achèvement de l'immeuble par vos soins que vous pourrez retenir le coût des matériaux et de la main-d'œuvre éventuellement employée à l'exclusion, toutefois, de votre travail personnel ;
- ces travaux n'ont pas déjà été pris en compte pour la détermination de l'impôt sur le revenu. Ainsi, si le logement était loué et

que vous avez déjà déduit certains travaux des loyers, vous ne pouvez pas les prendre à nouveau en compte ;
- ces travaux ne présentent pas le caractère de dépenses locatives : peinture, moquette, papier peint... Toutefois, lorsque ces « dépenses locatives » sont consécutives à des travaux de construction, reconstruction, d'agrandissement ou d'amélioration, elles peuvent être prises en compte, car elles forment alors un tout avec eux.

Forfaitairement

Si vous vendez le logement plus de cinq ans après son acquisition, la majoration pour dépenses de travaux peut être fixée forfaitairement à 15 % du prix d'acquisition. Vous pouvez opter pour le forfait de 15 %, même si vous ne pouvez prouver la réalité ni justifier des dépenses des travaux, ni leur montant.

Contrairement aux dépenses sur justificatifs, vous pouvez opter pour cette majoration forfaitaire même si vos dépenses de travaux ont déjà été prises en compte pour l'assiette de l'impôt sur le revenu. Par conséquent, si vous ne pouvez pas justifier de dépenses représentant plus de 15 % du prix d'achat de votre bien, vous avez intérêt à opter pour ce forfait !

Cette possibilité de majorer forfaitairement le prix est prévue exclusivement pour les ventes d'immeubles bâtis, ce qui exclut les terrains nus.

Les frais de voirie

En cas de cession de terrains à bâtir, les frais de voirie, réseaux et distribution (VRD) viennent également majorer le prix d'acquisition. Ces dépenses sont prises en compte qu'elles soient ou non imposées par les collectivités.

Les travaux sur les terrains nus

Si vous avez réalisé des travaux, tels que des drainages, sur le terrain nu que vous vendez, vous pouvez majorer le prix d'acquisition pour leur montant réel.

Les charges et indemnités

Le prix d'acquisition peut être majoré des charges et indemnités que l'acquéreur vous doit. Il en est ainsi lorsque, dans l'acte de vente, il est prévu que l'acquéreur prenne en charge des travaux qui en principe auraient dû être supportés par le vendeur.

Exemples

- Suite à un litige (jugement) avec son voisin le vendeur doit remettre en état la clôture mitoyenne et c'est l'acquéreur qui s'engage à payer en ses lieux et place.
- Un propriétaire doit une indemnité d'éviction au locataire sortant, et c'est finalement le nouvel acquéreur qui la prend en charge.

Frais afférents à l'acquisition à titre gratuit

Lorsque le bien vendu a été acquis par donation ou par succession, les frais sont retenus pour leur montant réel sur justificatif. Il s'agit :

- des frais d'actes et de déclaration (y compris les honoraires du notaire) ;
- des frais de timbre et de publicité foncière ;
- des droits de mutation payés. Attention toutefois, en cas de mutation par décès, les droits de mutation à titre gratuit relatifs au bien en question se trouvent en général inclus dans les frais globaux de la succession. Dans ce cas, les droits de mutation sont pris en compte à proportion de la quote-part de ces droits afférents au bien vendu.

En cas de vente d'immeuble (appartement ou maison) et de meubles (objets mobiliers laissés à l'acquéreur, telle une cuisine équipée), il ne faudra pas tenir compte du prix de vente du mobilier pour déterminer la plus-value éventuelle, tant pour la détermination du prix de vente (ou prix de cession) que pour la détermination du prix d'acquisition (ou prix de revient).

En cas de vente de parties indivises d'immeuble, le prix de vente (ou prix de revient) ne sera retenu que pour une quotité identique à celle vendue.

Calcul de l'imposition

Un particulier vend en mai 2011 sa résidence secondaire de la Côte normande acquise dix ans auparavant. Cette vente n'entre dans aucun des cas d'exonération de taxation mentionnés précédemment : la plus-value réalisée sera donc imposée.

La maison a été acquise au prix de 200 000 €, elle est vendue au prix de 400 000 €. Les travaux suivants y ont été effectués :

– Étanchéité de la terrasse l'année de l'acquisition :	5 300 €
– Changement du toit électrique amovible de la véranda l'année suivante :	2 000 €

Calcul de la plus-value brute :

– Prix de vente :	400 000 €
– Prix d'acquisition :	200 000 €
– Frais d'acquisition : forfait de 7,5 %, soit	15 000 €
- Majoration du prix d'acquisition pour travaux : forfait de 15 %[1], soit	30 000 €
- Prix d'acquisition corrigé :	200 000 + 15 000 + 30 000 = 245 000 €
Plus-value brute :	400 000 − 245 000 = **155 000 €**

Calcul de la plus-value imposable :

– Abattement pour durée de détention :	5 × 10 % = 50 % 155 000 × 50 % = 77 500 €
– Abattement fixe :	1 000 €
Plus-value imposable :	155 000 − (77 500 + 1 000) = **76 500 €**

Taxation de la plus-value :

– Impôt relatif à la plus-value :	76 500 × 19 % = 14 535 €
– Prélèvements sociaux :	76 500 × 12,3 % = 9 409,50 €
Montant total de l'imposition :	14 535 + 9 409,50 = **23 944,50 €**

(1) en l'espèce, le forfait de 15 % est plus avantageux que la déduction des frais réels.

Calcul de la plus-value imposable

La plus-value brute représente la différence entre le prix de vente (éventuellement majoré et/ou diminué) et le prix d'achat (éventuellement majoré). Ce résultat va toutefois subir d'autres correctifs avant le calcul de l'impôt. En particulier ce montant va faire l'objet d'un abattement si le bien vendu était détenu depuis plus de cinq ans.

L'abattement pour durée de détention

La différence entre prix de vente et prix d'acquisition (plus-value brute) fait l'objet d'une réduction par année de possession au-delà de la cinquième année. L'abattement par année de détention est de 10 % : la plus-value brute est diminuée d'un abattement de 10 % pour chaque année de détention au-delà de la cinquième. Ce qui permet de bénéficier d'une exonération totale de la plus-value au bout de quinze années de détention.

Les années de possession ne se comptent pas par année civile, mais par période entière de douze mois à partir de la date d'entrée du bien dans le patrimoine du vendeur.

Le pourcentage de réduction

Soit un appartement acheté le 15 juin 2000 et vendu en l'état le 1er juillet 2011, soit onze ans et quinze jours après son achat. On ne retient que les années entières, soit onze ans, diminués de cinq ans, soit six ans. Le pourcentage de réduction sera donc de 10 % × 6 = 60 %.

L'abattement fixe

Un abattement fixe de 1 000 € est opéré sur la plus-value brute, et ce, lors de chaque cession immobilière réalisée par le contribuable. Cet abattement est effectué après l'abattement pour durée de détention, le cas échéant (lorsque l'immeuble est détenu depuis plus de cinq ans). Cet abattement de 1 000 € a lieu lors de chaque cession réalisée par le contribuable. Si l'immeuble vendu est détenu par des époux, l'abattement de 1 000 € s'applique deux fois, même s'ils sont mariés sous le régime de la communauté universelle.

Par ailleurs, si l'immeuble vendu est détenu en indivision, cet abattement de 1 000 € s'applique à la plus-value brute réalisée par chaque indivisaire, et ce, même s'ils appartiennent au même foyer fiscal.

En cas de moins-value

Si le calcul fait ressortir un résultat négatif, vous effectuez alors une moins-value. Celle-ci n'est fiscalement pas prise en compte. Par conséquent, en principe, vous ne pouvez pas imputer cette moins-value sur une plus-value de même nature.

Cas particulier

S'il s'agit de la cession en bloc d'un immeuble que vous avez acquis par fractions successives, vous pouvez alors compenser les résultats positifs et négatifs sur les plus-values de même nature, à condition que la vente soit réalisée entre les mêmes parties et constatée par le même acte soumis à publication et à enregistrement. Dans ce cas, la ou les moins-values brutes sont réduites de 10 % pour chaque année de détention au-delà de la cinquième, et s'imputent sur la ou les plus-values brutes, elles-mêmes réduites de 10 % par année de détention au-delà de la cinquième. L'abattement de 1 000 € s'applique après imputation des moins-values.

Vente en bloc d'un immeuble

Est considérée comme vente en bloc d'un immeuble acquis par fractions successives, la vente :
– d'un immeuble acquis par parts indivises successives ;
– d'un immeuble dont le propriétaire a acquis successivement les droits démembrés (usufruit et nue-propriété) ou des parts indivises de ce droit ;
– d'un immeuble provenant de la fusion de deux unités d'habitation acquises à des dates différentes.
Peu importe que l'immeuble ou la fraction d'immeuble ait été acquis à titre onéreux ou gratuit.

Les modalités particulières de paiement de l'impôt

Impôt sur la plus-value et prélèvements sociaux

La plus-value nette qui se dégage de votre vente est imposée au taux d'imposition global de la plus-value qui est de 31,3 %. Il comprend d'une part un taux d'imposition forfaitaire de 19 %, et d'autre part des prélèvements sociaux additionnels de 12,3 % pour les personnes dont le domicile fiscal est situé en France (contribution sociale généralisée – CSG – soit 8,2 %, contribution au remboursement de la dette sociale – CRDS – soit 0,5 %, prélèvement social de 2,2 %, et une contribution de 1,1 % additionnelle au prélèvement social se rajoutant à celle de 0,30 %).

Attention toutefois, la CSG prélevée sur les plus-values immobilières des particuliers n'est pas déductible du revenu imposable (auparavant, la CSG était partiellement déductible du revenu imposable).

À savoir

Les SCI : lorsque l'immeuble est vendu par une société de personnes, le prélèvement de 19 % est acquitté par la société ou le groupement selon leur quote-part de droits sociaux.

Déclaration et paiement de la plus-value

La déclaration et le paiement ont lieu désormais au moment de la vente chez le notaire, et font l'objet d'une déclaration spécifique que le notaire effectue pour votre compte. Par conséquent, vous recevez le prix du bien, net d'impôt, et êtes déchargé des soucis de la déclaration.

À savoir

La rémunération du notaire pour la déclaration et le paiement de l'impôt sur la plus-value est mentionnée par le tableau qui prévoit le coût des formalités accomplies par les notaires. Il stipule que le tarif à appliquer pour cela est de 15 unités de valeur à 3,90 € hors taxes, soit 69,97 € TTC. Ces frais sont à la charge du vendeur.

Déclaration spécifique

C'est le notaire qui se charge, lors de l'enregistrement de l'acte de vente, de déclarer la plus-value sur un imprimé spécifique pour le compte du vendeur. Le notaire procède ensuite au paiement de l'impôt, s'il est dû, pour le compte de son client, avant l'enregistrement de l'acte de vente.

À savoir

Vous n'avez pas de démarches à effectuer de votre côté quant au calcul de la taxation et à son paiement, c'est le notaire qui se charge de tout.

En cas d'exonération

Lorsque la plus-value est exonérée, il n'y a pas lieu d'établir de déclaration. Il en est de même lorsque la vente ne donne pas lieu à imposition. L'acte de vente doit préciser la nature et le motif de l'exonération ou de l'absence de taxation.

☞ *Voir le chapitre « Les cas d'exonération ».*

En cas d'annulation de la vente

Nous l'avons vu, la déclaration et le paiement de l'impôt se font au moment de la vente chez le notaire. Même si cela ne se produit que très occasionnellement, il peut arriver que le contrat de vente soit annulé par la suite. Le vendeur qui a payé l'impôt sur la plus-value réalisée peut obtenir une restitution partielle ou totale des droits versés, en en faisant la réclamation ! Pour cela, il doit présenter une demande de dégrèvement. Le point de départ du délai pour former cette demande est la date d'annulation ou de résolution de la vente. L'intéressé dispose d'un délai qui expire le 31 décembre de la deuxième année suivant cette date pour déposer sa demande.

Il en est de même si la vente a fait l'objet d'une rescision pour lésion, c'est-à-dire lorsqu'elle a été annulée par décision de justice. Ce cas, rare en pratique, se rencontre lorsque le vendeur a été lésé de plus des sept douzièmes du prix de l'immeuble lors de la transaction.

Cas particuliers : contribuables domiciliés hors de France

Les plus-values réalisées par des personnes ne résidant pas en France font l'objet d'un régime particulier d'imposition, le vendeur étant soumis au prélèvement d'un tiers sur la plus-value réalisée, sous réserve de dispositions contraires par des conventions internationales. Cependant, les modalités d'imposition varient selon les cas :

● Contribuables domiciliés hors de France et relevant de l'impôt sur le revenu

Pour les vendeurs assujettis à l'impôt sur le revenu en France, la plus-value est déterminée de la même façon que pour les contribuables domiciliés en France, et ce, qu'ils soient ou non membres de la Communauté européenne. Par conséquent, ils peuvent, le cas échéant, bénéficier de certaines exonérations.

Le vendeur, doit, dans ce cas, désigner un représentant en France que le notaire va inscrire sur la déclaration. Il peut désigner au choix, une banque, un particulier agréé par l'administration, un organisme ayant reçu une habilitation générale, voire l'acheteur lui-même. C'est ce représentant qui s'engage pour le compte du vendeur à effectuer les formalités et à acquitter le prélèvement de l'impôt.

Ressortissants de la Communauté européenne

Lorsque la plus-value est réalisée par un contribuable qui ne réside pas en France, mais dans un État membre de la Communauté européenne, le taux du prélèvement est fixé à 19 %.

À noter toutefois, le prélèvement du tiers continue à s'appliquer aux résidents des pays non membres de l'Union européenne.

Associés non-résidents d'une SCI dont le siège social est en France

Le régime d'imposition des associés non-résidents de sociétés de personnes dont le siège est en France, qu'ils relèvent ou non de l'impôt sur le revenu, est aligné sur celui des non-résidents (hors UE) détenant directement le bien cédé. Le taux d'imposition est de 1/3 et s'applique aux plus-values réalisées par ces personnes.

Questions-réponses

Actuellement locataire, j'ai acheté un appartement sur plan courant 2010 en région parisienne dont la livraison doit intervenir fin 2011. Je viens d'apprendre ma mutation dans le sud de la France. Contraint de revendre le logement avant son achèvement, ma plus-value va-t-elle être imposée ?

Un bien en cours de construction ne constitue pas, à l'évidence, la résidence principale du vendeur. En conséquence, sa vente ne bénéficie normalement pas d'une exonération de taxation. L'administration fiscale accepte toutefois que vous soyez exonéré si les trois conditions suivantes sont simultanément réunies :

- vous devez apporter la preuve que l'immeuble vendu était bien destiné à votre habitation principale ;
- vous devez établir que la vente intervient à la suite d'une mutation professionnelle ou à la suite d'une invalidité grave du vendeur ou de son conjoint ;
- vous ne devez pas être propriétaire du logement que vous occupez durant la construction de votre future habitation.

En l'espèce, vous semblez réunir les trois conditions et serez donc exonéré de taxation sur la plus-value.

Nous venons de mettre en vente notre résidence principale dont nous sommes propriétaires depuis à peine un an et demi. Serons-nous néanmoins exonérés d'impôt ?

La loi n'impose aucun délai de détention ou de séjour dans les lieux : vous serez donc exonérés de taxation sur la plus-value réalisée dès lors que le bien vendu constitue bien votre résidence principale, c'est-à-dire votre résidence habituelle et effective.

La résidence habituelle s'entend du lieu où vous résidez habituellement pendant la majeure partie de l'année (en général au moins huit mois).

Par ailleurs, il doit s'agir de votre résidence effective. En conséquence, l'utilisation temporaire d'un logement est insuffisante pour le bénéfice de l'exonération. Lorsqu'un doute subsiste, vous êtes tenu, le cas échéant, auprès du notaire ou de l'administration fiscale, de prouver par tous moyens l'effectivité de la résidence.

En pratique, un séjour d'un an minimum dans les lieux permet de prouver aisément le caractère de résidence principale. En deçà, cela peut être plus compliqué.

Nous vendons notre résidence principale. Cette maison est située sur un terrain de 4 000 m². Par ailleurs, nous disposons d'un garage sur une parcelle attenante. L'ensemble va-t-il être exonéré ou faut-il distinguer la maison du reste de la propriété ?

Le principe, favorable au contribuable, est le suivant : les dépendances, dites « immédiates et nécessaires » de la résidence principale, sont également exonérées à la condition que leur vente intervienne simultanément avec celle du logement.

La notion de dépendances immédiates et nécessaires recouvre principalement l'ensemble du terrain entourant le bien vendu.

Par ailleurs, pour être exonérées, les dépendances immédiates et nécessaires de la résidence principale doivent former avec elle un tout indissociable et, par conséquent, être vendues en même temps que celle-ci. Le fisc considère qu'un garage situé à une distance inférieure à 1 km de la résidence principale constitue bien une dépendance non taxable. En conséquence, l'ensemble de votre propriété doit être exonéré d'impôt sur la plus-value.

Notez que la vente peut en outre s'effectuer auprès d'acquéreurs distincts.

Nous mettons en vente notre résidence secondaire achetée il y a dix ans. Nous y avons réalisé de nombreux et importants travaux : ceux-ci vont-ils être pris en compte dans le calcul de l'impôt ?

Oui puisque les dépenses de construction, de reconstruction, d'agrandissement, de rénovation ou d'amélioration réalisées sur le logement viennent en majoration du prix d'acquisition.

Ces travaux sont pris en compte :

- soit sous certaines conditions, pour leur montant réel ;
- soit forfaitairement, pour un montant égal à 15 % du prix d'acquisition lorsque vous vendez un logement plus de cinq ans après son acquisition.

Pour être pris en compte aux frais réels, les dépenses doivent avoir été supportées par le vendeur (le paiement doit être effectif) et réalisées par une entreprise (les travaux doivent pouvoir, sur demande de l'administration, être justifiés par la présentation des factures des entreprises). Sont donc exclus :

- les travaux réalisés par le contribuable lui-même ou par une tierce personne autre qu'une entreprise (ex : main-d'œuvre salariée) ;
- le coût des matériaux achetés par le contribuable même si leur installation est effectuée par une entreprise (les dépenses liées à l'installation des matériaux facturées par l'entreprise sont en revanche prises en compte en majoration du prix d'acquisition).

Enfin, pour être comptabilisées, les dépenses ne doivent pas avoir déjà été prises en compte pour la détermination de l'impôt sur le revenu (ce serait le cas si, par exemple, elles avaient été déduites des revenus locatifs d'un bien mis en location).

Attention : les dépenses d'entretien et de réparation, y compris les grosses réparations, ne figurent pas parmi les dépenses pouvant être prises en compte pour le calcul de la plus-value. Ces travaux ont pour objet de maintenir ou de remettre un immeuble en bon état et d'en permettre un usage normal sans en modifier la consistance, l'agencement ou l'équipement initial (par exemple, le traitement du bois contre les termites, la remise en état d'un mur ou de l'installation électrique).

Si vous détenez un bien depuis plus de cinq ans après son acquisition et n'êtes pas en mesure d'apporter la justification des dépenses de travaux, une majoration égale à 15 % du prix d'acquisition est pratiquée (si vous êtes en mesure de les justifier, vous pouvez choisir la méthode – frais réels ou forfait – la plus avantageuse pour vous). Vous n'avez même pas à rapporter la preuve de la réalité des travaux.

Au vu de ces règles, vos travaux seront sans doute pris en compte et viendront donc en définitive alléger votre imposition.

J'ai mis en vente ma résidence principale il y a plus de six mois et ai déménagé il y a maintenant quatre mois. Puis-je encore être exonéré d'impôt sur la plus-value ?

La règle est que pour être exonéré d'impôt, le logement doit être la résidence principale du vendeur au jour de la vente.

Sont donc exclues de l'exonération les ventes portant sur des logements qui, bien qu'ayant été antérieurement la résidence principale du propriétaire, ne le sont plus au moment de la vente. C'est par exemple le cas des logements qui, au jour de la vente, sont loués ou occupés gratuitement par des membres de la famille du propriétaire ou des tiers, sont devenus vacants ou sont à la disposition du titulaire d'un logement de fonction.

L'exonération est également refusée lorsque l'occupation au moment de la vente répond à des motifs de pure convenance, et notamment lorsque le propriétaire revient occuper le logement juste avant la vente et pour les besoins de cette dernière.

Dans tous ces cas, le logement, devenu résidence secondaire du vendeur, n'est plus exonéré.

Toutefois cette règle est assouplie dès lors que le logement a été occupé à titre de résidence principale jusqu'à sa mise en vente à la condition que la cession intervienne dans les délais normaux de vente. Ce délai n'est pas fixé par la loi mais l'administration l'estime à une année.

Au-delà, il faut pouvoir prouver que les conditions locales du marché immobilier, des caractéristiques particulières du bien vendu et des diligences exposées pour la mise en vente de ce bien (annonces dans la presse, fixation d'un prix raisonnable) peuvent justifier le délai de vente.

De même, il est admis que l'exonération s'applique lorsque le logement est occupé par le futur acquéreur avec qui un compromis de vente a été signé (il faut toutefois que la convention d'occupation temporaire dont il bénéficie soit intrinsèquement liée à la vente, et que la vente définitive soit effective dans un délai normal à compter de la signature du compromis).

Si le logement reste vide et que vous vendez dans les six prochains mois, vous serez exonéré d'impôt sur la plus-value réalisée.

Quatrième partie

La TVA
« immobilière »

En principe, les ventes immobilières sont soumises aux droits d'enregistrement et ignorent la TVA. Toutefois, lorsque les transactions concernent l'acquisition de logements neufs, les droits d'enregistrement s'effacent au profit de la TVA immobilière.

De même, la première revente d'un logement dans les cinq ans de son achèvement est également soumise à TVA lorsque le bien a été initialement acheté sur plans. Ce chapitre s'adresse, bien entendu, tout particulièrement aux vendeurs, afin de leur éviter d'avoir la désagréable surprise de voir leur prix de vente amputé, mais aussi aux acquéreurs qui y trouveront l'explication de frais de notaire réduits.

Notions de base

Champ d'application de la TVA « immobilière »

La réforme de la TVA dite « immobilière » de mars 2010 a largement réduit son champ d'application. Dorénavant, seuls sont soumis à TVA :

- les achats dans le neuf (achat sur plans, contrat de construction de maison individuelle) ;
- la première vente d'un logement de moins de cinq ans acquis sur plans (contrat dit de « vente en l'état futur d'achèvement »).

Ne sont donc plus soumis à TVA mais soumis, comme les ventes de logements anciens, aux droits de mutation habituels (droits d'enregistrement ou taxe de publicité foncière) :

- la vente d'un logement rénové (même s'il s'agit d'une réhabilitation lourde) ;
- la première vente d'un logement dans les cinq ans de son achèvement sauf si le logement a été acquis sur plans. La première vente, dans les cinq ans de l'achèvement, d'une maison construire par un constructeur de maison individuelle, n'est donc plus soumise à TVA.

Le taux de la TVA

En matière de TVA immobilière, le taux actuel est de 19,60 %.

La taxe sur quoi ?

Le montant de la taxe est calculé soit :

- sur le prix de cession et sur toutes sommes que l'acquéreur pourrait avoir à verser, par exemple une indemnité d'expulsion ;
- sur la valeur vénale réelle des biens si celle-ci est supérieure à celle ci-dessus (cas de rehaussement pratiqué par l'administration fiscale).

Le régime des déductions

L'intérêt en matière de TVA est de pouvoir déduire de la taxe à acquitter les montants de cette même taxe déjà payés (lors de l'acquisition).

TVA et « frais de notaires réduits »

Nous avons vu que toute mutation immobilière est soumise à des droits perçus au profit du Trésor public. Il s'agit :

- de la TVA ;
- des droits d'enregistrement ou la taxe de publicité foncière.

Lorsque la vente est soumise à la TVA, celle-ci est payée par le vendeur, et l'acquéreur acquitte des frais de notaire dits « réduits » (entre 2 et 3 % du prix).

En revanche, lorsque la vente est soumise aux droits d'enregistrement ou à la taxe de publicité foncière, l'acquéreur supporte des frais de notaire plus importants (entre 6 et 7 % du prix).

La TVA sur ventes de logements

Hormis les acquisitions dans le neuf, qui sont toutes soumises à TVA (acquisition d'un appartement sur plans ou construction d'une maison individuelle), certaines ventes sont également soumises à TVA. Leur nombre est moindre depuis la réforme de mars 2010 : pour qu'une vente soit soumise à TVA, il faut que soient cumulativement réunies les deux conditions suivantes :

- qu'il s'agisse de la première vente d'un logement dans cinq ans de son achèvement ;
- que le logement ait été acquis sur plans (essentiellement par un contrat de vente en l'état futur d'achèvement, dit « VEFA »).

Qu'appelle-t-on achèvement ?

La notion d'achèvement des constructions est primordiale puisqu'elle détermine le régime fiscal de la vente : TVA ou droits de mutations.

Un immeuble ou une fraction d'immeuble est considéré comme achevé « lorsque les conditions d'habitabilité ou d'utilisation sont réunies ou, en cas d'occupation, même partielle, des locaux, quel que soit le titre juridique de cette occupation ». Plus concrètement, un logement est considéré comme achevé lorsque sont exécutés les ouvrages, et sont installés les éléments d'équipement le rendant habitable. Il en est de même en cas d'occupation des locaux (même partielle).

C'est ainsi que dans un même immeuble il est possible de retenir des dates d'achèvement distinctes pour les différents locaux ou logements qui le composent :

- date de livraison des locaux (habitabilité) ;
- date de la première occupation par l'acheteur ou le locataire ;
- date du récépissé de la déclaration d'achèvement délivrée par la Direction départementale des Territoires.

À savoir

En raison de ces différentes dates d'achèvement, les logements d'un même immeuble sortiront plus ou moins rapidement du champ d'application de la TVA, le délai de cinq ans courant à compter de chacune d'elles.

Les différentes dates d'achèvement dans un même immeuble

Un immeuble est construit entre les années 2010 et 2012. Le 1er juin 2012, l'appartement correspondant au lot n° 3 est occupé par son acquéreur avant qu'il ne soit totalement terminé. Le 1er août 2012, le promoteur livre le lot n° 42 à son propriétaire. Enfin le 1er novembre 2012, le constructeur effectue la déclaration d'achèvement de l'immeuble qu'il a construit et livre les autres lots de copropriété.

Dans cette hypothèse la revente ne sera pas soumise à TVA :

- si elle intervient postérieurement au 1er juin 2017 (cinq ans après le 1er juin 2012), concernant le lot 3 ;
- si elle intervient après le 1er août 2017 (cinq ans après le 1er août 2012), concernant le lot 42 ;
- si elle intervient après le 1er novembre 2017 (cinq ans après la date de la déclaration d'achèvement) pour l'ensemble des autres lots.

Avant ces dates, les reventes sont en revanche soumises à TVA.

Quelles sont les ventes soumises à la TVA ?

Sont soumises à TVA :

- les ventes de logements en cours de construction : il s'agit en fait des ventes en l'état futur d'achèvement (vente sur plans) ;

– la première vente dans les cinq ans de l'achèvement des biens achetés sur plans. Les ventes ultérieures, même à l'intérieur de la période des cinq ans de l'achèvement, ne sont plus soumises à TVA et relèvent des droits de mutations.

> **À savoir**
>
> La première vente à un particulier (toujours dans les cinq ans de l'achèvement) est également soumise à TVA si la ou les mutations antérieures ont été faites au profit d'un marchand de biens.

La TVA à la charge du vendeur

Le vendeur est redevable de la taxe sur la valeur ajoutée, d'où l'intérêt pour lui de connaître très exactement sa situation fiscale avant tout engagement définitif. Si vous êtes dans ce cas, informez-vous des conséquences fiscales de la vente que vous comptez réaliser auprès de votre notaire.

La TVA sur le prix de vente

Le prix de vente que vous annoncez et sur lequel vous vous êtes mis d'accord avec l'acquéreur est un prix TTC. Il inclut donc la TVA que vous devez reverser au fisc.

Le taux de la TVA, sauf exception, est de 19,6 %.

Pour connaître le montant de la TVA à partir du prix TTC, vous devez multiplier ce prix par un coefficient de conversion qui est de 0,836 (ou diviser ce prix par 1,196, ce qui revient au même). Vous obtenez ainsi le prix hors taxe. La TVA est égale à la différence (voir exemple ci-après).

La déduction de la TVA sur le prix d'achat

Le montant de la TVA sur le prix de vente est diminué de la TVA payée en amont, lors de l'acquisition du logement. On parle d'ailleurs de « TVA résiduelle ». Peut également être déduite la TVA payée lors de la réalisation de certains travaux, et celle acquittée lors du paiement des émoluments notariés lors de l'acquisition.

> **À savoir**
>
> À la différence de la réglementation sur les plus-values immobilières, aucune exonération n'est prévue en matière de TVA, même s'il s'agit de la vente de votre résidence principale.

Calcul de la TVA due par le vendeur

Hypothèse : vente d'un logement acheté sur plans au prix de 200 000 € et revendu dans les cinq ans de l'achèvement 300 000 euros.

Le prix TTC est de 300 000 euros.

Le prix hors taxe est de 300 000 × 0,836 = 250 800 €.

Le vendeur est redevable sur le prix de vente de 300 000 – 250 800 = 49 200 € de TVA.

Le vendeur peut déduire la TVA payée en amont sur le prix d'achat :
- Prix d'achat hors taxe : 200 000 × 0,836 = 167 200 €
- TVA sur achat : 200 000 – 167 200 = 32 800 €

Soit une taxe à payer à la vente de : 49 200 – 32 800 = 16 400 €

La TVA « résiduelle » due par le vendeur est donc égale à 16 400 €.

Des frais de notaire « réduits » à la charge de l'acquéreur

Lorsque la vente est soumise à la TVA, l'acquéreur bénéficie de « frais réduits » (2 à 3 % du prix de vente).

Questions-réponses

Que se passe-t-il lorsque l'on est en présence d'un contrat qui ne fait aucune allusion à la TVA, alors que la mutation est passible de cette taxe ?

Cette hypothèse, relativement fréquente, se présente lorsque les parties n'ont pas connaissance des règles régissant la TVA, ou n'ont pas pris conscience du fait que la mutation en cause entrait dans son champ d'application.

Une telle situation pourrait aboutir à une nullité de la vente pour indétermination du prix, au motif que les parties ne se sont jamais entendues sur le point de savoir qui paierait la TVA.

Sachez toutefois que la jurisprudence et tout particulièrement la Cour de cassation, considèrent que le litige portant sur le paiement de la taxe est sans incidence sur la validité de l'accord des parties et doit être résolu par l'application des textes fiscaux relatifs à la matière.

Dans ce contexte, le prix doit être réputé taxe comprise, ce qui conduit à asseoir la taxe sur le montant du prix diminué de la taxe elle-même.

Le plus souvent, ce problème trouvera une solution amiable car les notaires rédacteurs des actes de vente relèveront la difficulté avant la signature.

Le vendeur redevable de la TVA ne la paie pas, puis-je en tant qu'acquéreur être recherché en vue de son paiement ?

Le non-paiement de la TVA due à l'occasion d'une vente n'en affecte pas la validité et l'acquéreur demeure seul propriétaire au regard du vendeur, des tiers et même de l'administration. Cette dernière poursuivra le recouvrement de la taxe exclusivement contre le vendeur. Il n'existe, en effet, aucune solidarité entre vendeur et acquéreur en matière de TVA contrairement à ce qui se passe en matière de droits d'enregistrement ou de taxe de publicité foncière.

Mes parents ont fait construire il y a trois ans une maison. Ils souhaitent la vendre en viager libre. La transaction sera-t-elle soumise à la TVA ? Si oui, quand sera-t-elle payable ?

La revente de la maison que vos parents ont construite, intervenant dans les cinq ans de son achèvement, sera soumise à la TVA et ceci indépendamment du fait qu'elle ait lieu en viager. La TVA sera à la charge des vendeurs (parents), et devra être réglée le jour de la signature de l'acte de vente notarié par déduction sur la partie du prix versée par l'acquéreur (le bouquet).

L'assiette de la taxe sera soit le prix, soit la valeur de capitalisation de la rente.

Mes parents vont acquérir un appartement sur plans. S'ils décèdent avant cinq ans, devrai-je payer les droits de succession et une TVA ?

Le décès n'entraîne sur le plan fiscal qu'une sorte de droit qui est les droits de succession. La TVA, quant à elle, ne sera éventuellement due par les héritiers que s'ils vendent le bien acquis en l'état futur d'achèvement soit avant son achèvement définitif, soit dans les cinq ans de celui-ci. Dans ce cas, ils bénéficient des droits à déduction dont bénéficiaient leurs auteurs.

Lexique juridique

A

Ab intestat
Se dit d'une succession où la personne décédée n'a laissé aucun testament.

Accédant à la propriété
C'est une personne qui devient propriétaire d'un logement. Les synonymes sont acheteur, acquéreur.

Achèvement de l'immeuble
Selon une jurisprudence constante des tribunaux, un logement est considéré comme achevé dès lors que l'état d'avancement des travaux en permet une utilisation effective. Autrement dit, le logement doit être habitable même s'il subsiste ici et là quelques imperfections. Tel est le cas notamment lorsque le gros œuvre, la maçonnerie, la couverture, les sols et les plâtres intérieurs sont terminés, les portes extérieures et fenêtres posées, même si les travaux de finition intérieurs ne sont pas encore réalisés (pose de papier peint, moquette ou parquet, peinture…). Dans les immeubles collectifs, l'état d'avancement des travaux s'apprécie distinctement, appartement par appartement et non d'une manière globale à la date d'achèvement des parties communes.

Acompte
Somme versée par un acquéreur et devant s'imputer sur le montant du prix de vente. Ainsi, en versant une telle somme, l'acquéreur s'engage définitivement. En cas de désistement, le vendeur est en droit de le contraindre à payer le solde du prix.

Acquêts
Tous les biens qui ont été acquis par les époux pendant le mariage.

Acte authentique
Acte rédigé par un officier public (un notaire par exemple) qui garantit la régularité et la véracité de l'engagement. Il s'oppose à l'acte sous signature privée qui est établi entre les parties elles-mêmes.

Acte de vente
Contrat définitif par lequel l'acquéreur devient officiellement propriétaire. Il s'agit d'un acte authentique qui doit obligatoirement être passé devant notaire.

Acte sous signature privée
Acte passé entre deux contractants sans l'intervention d'un notaire. Un contrat de location, une promesse de vente ou un contrat de réservation peuvent être établis sous signature privée.

Actif successoral
Ensemble des biens et valeurs possédés par une personne au moment de son décès.

Action pétitoire
Action en justice relative à la protection judiciaire de la propriété immobilière. C'est le cas lorsqu'un tiers s'approprie la propriété d'un bien immobilier d'autrui et que ce dernier en conteste la réalité.

Action possessoire
Action en justice permettant au possesseur ou au détenteur d'un bien immobilier d'en protéger sa possession ou sa détention contre les troubles des tiers qui l'affectent ou le menacent.

Adaptation mineure
Assouplissement nécessaire d'une règle d'urbanisme en vue d'éviter une mauvaise utilisation du sol. L'adaptation mineure peut être pratiquée en matière de permis de construire, dans ce cas le service instructeur peut assouplir certaines règles du plan local d'urbanisme (PLU) en vue de l'édification d'un immeuble. Par exemple, constitue une adaptation mineure le fait de construire sur un terrain ayant 7,70 m de façade au lieu de 8 mètres prévus par le PLU.

ADIL
Voir Association départementale d'information sur le logement.

Adjudication
Attribution par le juge ou par un officier public (notaire) d'un immeuble mis aux enchères. Il est alors adjugé à la personne qui en offre le prix le plus élevé.

AFU
Voir Association foncière urbaine.

Agence nationale de l'habitat (ANAH)

L'Agence nationale de l'habitat, créée en 1970, est placée sous la tutelle du ministre du Logement et du ministre de l'Économie. Elle a pour objet d'apporter une aide financière sous forme de subvention aux propriétaires, copropriétaires, bailleurs ou locataires réalisant des travaux d'amélioration ou d'économie d'énergie.

Aide à la personne

L'aide à la personne, c'est l'ensemble des aides accordées par l'État et les divers régimes sociaux, consentis directement au propriétaire ou au locataire. Ces aides ont pour objet de réduire les dépenses liées au logement. Il existe deux types d'aide à la personne : l'aide personnalisée au logement (APL) et l'allocation de logement qui comprend l'allocation de logement à caractère familial (ALF) et l'allocation de logement à caractère social (ALS).

Aide à la pierre

L'aide à la pierre, c'est l'ensemble des aides accordées par l'État et qui sont destinées à favoriser l'investissement immobilier sous forme de prêts aidés ou de primes. Entre notamment dans cette catégorie, le prêt à taux zéro % « plus ». Aucune condition de ressources n'est exigée pour en bénéficier mais le montant et les modalités de remboursement du PTZ+ sont fonction de la localisation géographique du logement, de sa performance énergétique, et de la situation familiale de l'emprunteur.

Aide personnalisée au logement (APL)

L'aide personnalisée au logement a été créée par la loi du 3 janvier 1977. Elle consiste en une aide accordée au titre de la résidence principale et destinée aux locataires, accédants à la propriété, propriétaires, occupants d'un logement neuf ou ancien mais amélioré et ayant bénéficié de prêts conventionnés. Son montant est déterminé en tenant compte des ressources des personnes, des conditions de logement, de la situation familiale et de l'implantation géographique du logement. L'APL est versée par les Caisses d'allocations familiales (CAF) auprès de qui la demande doit être faite.

Aliénation

Transmission par une personne d'un bien immobilier ou d'un droit à titre gratuit (donation, legs) ou à titre onéreux (vente, échange) à une autre personne.

Alignement

Fixation par l'administration des limites du droit de construire par rapport aux voies publiques au moyen d'un plan d'alignement ou d'un alignement individuel.

Allocation logement à caractère social (ALS)

Instituée par la loi du 16 juillet 1971, pour les personnes disposant de faibles ressources. Cette aide est à caractère social et personnelle. Cette allocation a été progressivement étendue. Désormais, nombreux sont ceux qui peuvent en bénéficier à condition que leurs ressources ne dépassent pas un certain plafond (étudiants, jeunes travailleurs de plus de 25 ans, personnes âgées de 60 à 65 ans, chômeurs).

Amélioration
Les dépenses d'amélioration comprennent toutes les dépenses engagées pour moderniser les habitations ou les mettre aux normes d'habitabilité et de confort. À titre d'exemple, il peut s'agir de l'installation d'un équipement sanitaire élémentaire dans un logement qui en était dépourvu, de travaux destinés à faciliter l'accès des immeubles aux personnes handicapées ou encore de l'installation d'un ascenseur.

ANAH
Voir Agence nationale de l'habitat.

Annuité
Paiement fait chaque année, comprenant à la fois le remboursement d'un capital emprunté (amortissement) et le paiement des intérêts.

Annulation du permis de construire
Sanction prononcée par le juge administratif à la suite d'un recours contentieux exercé par un tiers. Si le juge estime le permis illégal, ce dernier est alors frappé d'annulation. En conséquence, les travaux doivent s'arrêter immédiatement.

APL
Voir aide personnalisée au logement.

Appel d'offres
Procédure de passation des marchés publics mettant en concurrence plusieurs entreprises afin de rechercher le meilleur rapport qualité-prix.

Appel de fonds
Il s'agit des sommes qui sont demandées par le syndic aux copropriétaires soit pour régler des charges, soit pour régler des travaux ou toute autre dépense.

Apport personnel
Somme d'argent dont l'acquéreur peut disposer pour financer l'acquisition d'un bien immobilier. Il s'agit des économies, des placements financiers, de certains prêts (prêt épargne logement, action logement…), de fonds issus de la participation aux bénéfices de l'entreprise pour les salariés titulaires de cet avantage. Le montant de l'apport personnel doit représenter au moins 10 à 20 % du prix d'acquisition. En règle générale, plus le montant de l'apport personnel est important, meilleures sont les conditions de prêts consentis par les banques. Un financement à 100 % par l'emprunt est néanmoins possible si vous êtes titulaire d'un bon dossier.

Architecte

Professionnel qualifié inscrit à l'ordre des architectes ayant pour vocation de participer à l'acte de construire en tant que maître d'œuvre. Sa profession est régie par la loi du 3 janvier 1977 et par plusieurs décrets d'application. L'intervention d'un architecte est obligatoire pour toute construction soumise à une demande de permis de construire et portant sur une surface hors œuvre nette de plus de 170 m^2.

Architecte des bâtiments de France

Agent de l'État qui relève du ministère du Logement et qui a pour mission de veiller à l'application des législations sur l'architecture, les sites, les monuments historiques et leurs abords ; de déterminer et diriger les travaux d'entretien et de réparation à exécuter sur les immeubles classés : palais nationaux et bâtiments affectés au ministère de la Culture. Par ailleurs, son avis préalable est parfois sollicité, notamment en matière de permis de construire.

Arrêté de péril

Lorsqu'un immeuble risque de s'effondrer, et par conséquent ne présente pas les garanties nécessaires au maintien de la sécurité publique, l'autorité administrative doit prendre un arrêté de péril. Autrement dit, le maire doit intervenir pour faire cesser ce péril. Cet arrêté met en demeure le propriétaire de l'immeuble d'effectuer les travaux de réparation ou de démolition nécessaires. En cas de contestation et après expertise, le tribunal est seul compétent pour décider des mesures à adopter.

Arrhes

Somme d'argent versée au moment d'une vente ou d'une réservation de location (saisonnière). Elle s'impute sur le prix prévu lorsque la personne qui l'a versée confirme son choix, ou bien elle est perdue si la personne change d'avis. Par ailleurs, la personne qui a reçu les arrhes doit restituer le double de ce qu'elle a perçu si jamais c'est elle qui se désiste.

Assemblée générale des copropriétaires

Organe délibérant auquel l'ensemble des copropriétaires peut participer. Elle a lieu au moins une fois par an et elle permet aux copropriétaires de délibérer de toutes les questions relatives à la copropriété. À l'exception des travaux urgents et des actes relevant de l'administration courante, c'est elle qui décide de tout. Selon l'importance et la nature des questions portées à l'ordre du jour et soumises aux copropriétaires, les résolutions qui en découlent doivent, pour être adoptées, obtenir un vote favorable des copropriétaires à différentes majorités.

Association départementale d'information sur le logement (ADIL)

Association régie par la loi du 1er juillet 1901, le réseau ADIL est présent sur pratiquement tout le territoire national. La mission de l'ADIL est d'apporter gratuitement au public une information sur toutes les questions juridiques, fiscales et financières liées à l'immobilier. La mise en place d'une ADIL est laissée à l'appréciation des collectivités locales.

Association foncière urbaine (AFU)

C'est une association syndicale particulière réunissant des propriétaires dans le but d'opérations de restaurations immobilières ou de remembrement de parcelles bâties ou non bâties. Il existe trois types d'associations syndicales : association foncière urbaine libre, association foncière urbaine autorisée, association foncière urbaine forcée.

Assurance-construction

Système d'assurance rendu obligatoire dans le domaine de la construction depuis la loi Spinetta du 4 janvier 1978. Elle concerne donc les constructions dont l'ouverture de chantier est postérieure au 1er janvier 1979. Il a été institué un double régime d'assurance : l'assurance dommages-ouvrage et l'assurance de responsabilité des professionnels participant à l'opération.

Assurance dommages-ouvrage

Régime d'assurance obligatoire souscrite avant l'ouverture du chantier par toute personne agissant en qualité de propriétaire, de vendeur ou de mandataire du propriétaire de l'ouvrage et qui garantit la réparation des dommages relevant de la responsabilité décennale des constructeurs. L'intérêt de cette assurance est qu'elle garantit la réparation des désordres avant toute recherche de responsabilité, et ce pendant dix ans.

Assurance loyers impayés

Régime d'assurance garantissant le propriétaire-bailleur contre le risque d'impayés de loyers, de charges et des autres taxes dues par le locataire.

Assurance perte d'emploi

Assurance garantissant à l'emprunteur le remboursement de ses mensualités en cas de chômage. Ce type d'assurance est facultatif mais très fortement conseillé par les établissements financiers. Son coût est très variable et dépend des prestations fournies ; il convient de lire très attentivement les clauses du contrat.

Astreinte

Sanction judiciaire à l'encontre d'un débiteur récalcitrant à payer une somme d'argent, à raison de tant par jour (semaine, mois) de retard.

Attribution préférentielle

En matière de succession, c'est l'attribution par préférence d'un bien présentant un intérêt particulier pour un héritier donné.

Avant-contrat

Acte signé entre deux ou plusieurs personnes avant la signature du contrat définitif. Il peut être signé soit sous seing privé, soit devant notaire. En matière de vente immobilière, il peut prendre la forme soit d'une promesse unilatérale de vente, soit d'un compromis de vente (également appelé promesse synallagmatique de vente). En revanche, lorsqu'il s'agit d'une vente d'immeuble à construire (vente à terme ou vente sur plans), on parle de contrat préliminaire ou de contrat de réservation.

Avenant
Acte annexé au contrat initial par lequel les parties modifient ou complètent les clauses de ce dernier.

Ayant cause ou ayant droit
Personne pouvant faire valoir un droit qu'elle détient d'une autre personne.

B

Bail
Le bail est un contrat, encore appelé louage de choses ou location, par lequel l'une des parties, le bailleur, s'oblige à procurer à l'autre, le locataire ou preneur à bail, la jouissance paisible et normale de la chose louée pendant un certain temps et moyennant un certain prix, appelé loyer.

Bail à construction
Bail de longue durée (18 à 99 ans) qui engage un locataire à édifier des constructions sur un terrain appartenant au propriétaire moyennant le versement d'un loyer. Le preneur s'oblige à les conserver en bon état d'entretien pendant la durée du bail ; sauf stipulations contraires, le bailleur en devient propriétaire en fin de bail.

Bail à réhabilitation
Contrat de location d'une durée minimale de 12 ans obligeant le locataire à la remise en état de logements vétustes possédés par un propriétaire dépourvu des ressources nécessaires à leur amélioration. Une fois les travaux de réhabilitation terminés, le locataire doit s'engager à louer les logements à des personnes défavorisées.

Bail commercial
Contrat de location signé entre un propriétaire d'un local abritant une activité commerciale, industrielle ou artisanale et un locataire propriétaire d'un fonds de commerce. Le bail commercial obéit aux règles des articles L. 145-1 et suivants du Code de commerce (ancien décret du 30 septembre 1953) qui confèrent au locataire une protection particulière que l'on appelle couramment la propriété commerciale. Le locataire bénéficie ainsi, de par son statut, d'un bail d'une durée minimale de neuf ans mais surtout d'un droit au renouvellement dudit bail.

Bail emphytéotique

Bail de longue durée (18 à 99 ans) portant sur un immeuble que le locataire ou emphytéote s'engage à mettre en valeur. Il doit, par ailleurs, payer une redevance annuelle, appelée « canon » emphytéotique. La différence essentielle avec le bail à construction est que le locataire n'a pas d'obligation à construire mais seulement la simple faculté de le faire.

Bail professionnel

Contrat de location portant sur un local dans lequel le locataire exerce une activité qui n'est ni commerciale, ni artisanale, ni industrielle. Il s'agit en fait de l'exercice d'une profession libérale. Il n'existe pas de législation spécifique réglementant le bail professionnel. Ce sont donc les dispositions du Code civil qui s'appliquent ainsi que l'article 57 A de la loi de 1986 fixant obligatoirement la durée minimale du contrat à six ans et conférant au locataire la possibilité de donner congé à tout moment moyennant un préavis de six mois.

Bailleur

Personne physique ou morale qui s'oblige à procurer à une personne, appelée locataire, la jouissance paisible d'un local pendant un certain temps et moyennant un certain prix.

Bénéfices industriels et commerciaux

Ce sont des bénéfices qui proviennent d'une profession commerciale ou d'une activité assimilée, lorsque cette profession ou activité est exercée par une personne physique ou une société ne relevant pas de l'impôt sur les sociétés. En matière immobilière, sont imposés au titre des BIC, les bénéfices provenant : des marchands de biens ainsi que des lotisseurs ; des profits provenant des opérations de construction ; des loyers perçus par les loueurs de locations meublées (professionnels ou non) ; de la location de parking ou de garages si elle s'accompagne de certaines prestations (lavage, entretien, distribution d'essence…).

Bénéficiaire

Terme désignant le futur acquéreur dans la rédaction d'une promesse unilatérale de vente précédant l'acte définitif de vente. Il bénéficie de la promesse.

BIC

Voir bénéfices industriels et commerciaux.

Bordereau (d'inscription aux hypothèques)

Pièce que le notaire doit établir en vue de l'inscription à la conservation des hypothèques d'un privilège ou d'une hypothèque garantissant un emprunt ou une reconnaissance de dette.

Bornage

Opération consistant à déterminer la délimitation de propriétés ou de terrains par des signes matériels que l'on appelle les bornes. Le bornage est effectué par un géomètre expert qui établit un procès-verbal comportant un plan sur lequel figurent les emplacements des bornes. Il existe deux types de bornage : le bornage amiable établi par un professionnel après accord des parties sur l'établissement précis des limites de leurs propriétés ; le bornage judiciaire où la délimitation des propriétés est alors faite par décision du juge en cas de refus de bornage amiable de l'un des voisins.

Bouquet

Somme d'argent versée comptant par l'acquéreur dans le cadre d'une vente en viager. Son montant est librement fixé en fonction des besoins immédiats du vendeur et des possibilités de l'acquéreur. Le bouquet vient en déduction du prix de vente pour le calcul de la rente viagère.

C

Cadastre

Registre public définissant dans chaque commune la surface et la valeur des biens fonciers et servant de base à l'assiette de l'impôt foncier. Ce document peut être consulté au Centre des impôts fonciers, en mairie, ainsi que sur Internet sur www.cadastre.gouv.fr

Caisse d'allocations familiales (CAF)

Organisme public compétent pour octroyer des aides à caractère familial. Dans le domaine de l'immobilier, elle est chargée de verser les différentes aides au logement, telles que l'APL, l'ALS…

Carrez (loi)

Loi qui a pris le nom du député qui est à l'initiative de la mesure et qui oblige le vendeur à indiquer la superficie de son lot vendu dans les promesses et actes de vente. Cette obligation ne concerne que les lots en copropriété (verticale comme horizontale) dont la superficie est supérieure à 8 m^2.

Caution

Acte par lequel un tiers s'engage envers le créancier à payer une certaine somme en cas de défaillance du débiteur. Le cautionnement peut être demandé notamment par la banque pour garantir le paiement d'un crédit immobilier ou par un propriétaire pour garantir le paiement des loyers en cas de défaillance du locataire. Le cautionnement peut être simple ou solidaire.

CCMI

Voir contrat de construction de maison individuelle.

Certificat d'urbanisme

Document fourni par l'administration, le certificat indique les règles d'urbanisme applicables sur le terrain où la construction de la maison est envisagée. La mairie le remet gratuitement.

Il existe deux types de certificats :

- le certificat d'urbanisme ordinaire, purement informatif, indique simplement la situation du terrain au regard des dispositions d'urbanisme ;
- le certificat d'urbanisme détaillé est, quant à lui, délivré dès lors qu'un projet précis est envisagé. Vous devez donc déposer un dossier complet sur l'opération projetée, notamment la destination de l'immeuble ainsi que sa superficie de plancher hors d'œuvre. Dans ce cas, le certificat indique si le terrain peut être utilisé pour la réalisation de cette opération.

Certificat de conformité

Document administratif attestant que les travaux ont été réalisés conformément au permis de construire. Depuis 2007, le certificat peut être tacite.

Cession de bail

Contrat par lequel le locataire transmet à une autre personne les droits et obligations qu'il détient de son contrat. Autrement dit, la cession de bail correspond au remplacement du locataire par un autre. En matière de baux d'habitation, le locataire ne peut céder son bail sans l'autorisation du propriétaire.

Changement d'usage d'un local

Modification de l'usage d'un bien. Le propriétaire utilisateur peut décider librement d'en changer l'affectation sous réserve des cas où une autorisation administrative est requise (art. L. 631-7, Code de la construction et de l'habitation). Ainsi, il est en principe interdit d'affecter des locaux d'habitation à un usage professionnel ou commercial, sans avoir obtenu une autorisation administrative préalable.

Charges de copropriété

Les charges de copropriété recouvrent l'ensemble des dépenses relatives à l'entretien et aux réparations des parties communes, ainsi qu'au fonctionnement des services collectifs et des équipements communs d'un immeuble en copropriété. Tous les copropriétaires doivent contribuer au paiement des charges de l'immeuble. Deux catégories de charge sont à distinguer :

- les charges entraînées par les services collectifs et les éléments d'équipements communs, qui sont réparties en fonction de l'utilité que présente ledit service ou équipement pour le lot concerné ;
- les charges relatives à la conservation, à l'entretien et à l'administration des parties communes, qui sont réparties en fonction des millièmes de copropriété.

Charges récupérables
Charges payées par le bailleur, mais incombant légalement au locataire. En matière de baux d'habitation, elles sont classées en trois grandes catégories :
- celles exigibles « en contrepartie des services rendus liés à l'usage des différents éléments de la chose louée » ;
- les dépenses d'entretien courant et les menues réparations sur les éléments d'usage commun de la chose louée ;
- les impôts qui correspondent à des services dont le locataire profite directement (taxe d'enlèvement des ordures ménagères).

La liste des charges locatives est fixée par un décret du 26 août 1987.

Clause d'habitation bourgeoise
Clause d'un règlement de copropriété d'où il ressort que les locaux privatifs peuvent être utilisés pour l'habitation personnelle de leurs occupants mais aussi pour l'exercice d'activités professionnelles libérales. Elle s'oppose à la clause d'habitation exclusivement bourgeoise où toute activité professionnelle est interdite.

Clause pénale
Disposition contractuelle qui a pour but de déterminer à l'avance quelle sera la sanction pécuniaire applicable au cas où l'une des parties n'exécuterait pas ses obligations. Elle peut être révisée par le juge, à la hausse comme à la baisse, lorsqu'elle est manifestement excessive ou dérisoire.

Clause résolutoire
Disposition prévoyant la résolution automatique d'un contrat lorsque l'une des parties ne respecte pas ses obligations.

Codicille
Modification apportée au testament. Pour être valable, cette modification doit être datée et signée.

Coefficient d'occupation des sols
Coefficient qui permet de connaître le nombre maximal de mètres carrés constructibles par rapport à la surface du terrain. C'est le Plan local d'urbanisme (PLU) qui fixe pour chaque zone ou partie de zone un ou plusieurs coefficients d'occupation des sols.

Commission de conciliation
Organisme départemental de conciliation compétent pour intervenir dans certains litiges entre propriétaires et locataires. La Commission est composée de représentants d'associations de locataires et des organisations de propriétaires. Elle intervient dans les litiges relatifs :
- aux loyers ;
- aux modalités de sortie de la loi de 1948 ;

– à l'état des lieux, au dépôt de garantie, aux charges locatives et aux réparations ;
– aux caractéristiques du logement décent.

Compromis de vente
Contrat par lequel vendeur et acquéreur s'engagent tous les deux, l'un à vendre, l'autre à acheter. Juridiquement, la vente est formée dès la signature du contrat. Appelé également promesse synallagmatique de vente, cet avant-contrat peut être signé entre les parties ou devant notaire.

Concession immobilière
Contrat par lequel le propriétaire d'un immeuble ou partie d'immeuble, bâti ou non, en confère la jouissance à un concessionnaire pour une durée de vingt ans au minimum et moyennant le paiement d'une redevance annuelle.

Condition suspensive
Clauses présentes dans les contrats qui précèdent la vente (promesse de vente, compromis de vente, contrat de construction). Les conditions suspensives ont pour effet de suspendre les effets de l'avant-contrat jusqu'à l'arrivée d'un terme futur et incertain. Si ce dernier ne se réalise pas dans le délai convenu, la promesse devient nulle et les parties sont libérées de leurs obligations. Les clauses suspensives fréquemment rencontrées sont celles relatives à l'obtention des prêts, au non-exercice du droit de préemption par la commune ou à l'obtention d'un permis de construire.

Congé
Acte unilatéral mettant fin à un contrat. En matière de locations vides, le locataire peut donner congé à tout moment dès lors qu'il respecte un délai de préavis de trois mois qui peut être réduit à un mois dans certains cas. En revanche, le propriétaire ne peut résilier le bail qu'à l'échéance du contrat à condition que le congé soit justifié par une décision de vendre le logement, de le reprendre pour l'habiter ou pour un motif légitime et sérieux. Le congé doit être délivré six mois avant le terme du contrat.

Conseil de famille
Réunion des parents et alliés, composée de quatre ou six membres (si possible du côté maternel et paternel) choisis par le juge. Ce dernier le convoque à sa guise, le préside et a voix prépondérante.

Conseil syndical
Organe consultatif chargé d'assister et de contrôler le syndic dans sa gestion. Il n'est doté d'aucun pouvoir de décision. Depuis 1985, l'institution d'un conseil syndical est obligatoire, sauf si l'assemblée générale y renonce. Il est constitué de copropriétaires nommés par l'assemblée générale à la majorité des voix de tous les copropriétaires. Un président peut être désigné au sein des membres dudit conseil.

Conservation des hypothèques
Administration qui dépend du ministère des Finances. Sa mission est de faire l'état des mutations de propriétés et des inscriptions hypothécaires pour chaque immeuble.

Consignation
Dépôt effectué entre les mains d'un tiers appelé consignataire (notaire ou établissement financier) d'une somme d'argent à titre de garantie.

Constructeur
Ensemble des professionnels qui prennent l'initiative d'une opération de construction d'un ouvrage ou participent à sa conception ou à sa réalisation et qui, à ce titre, encourent une responsabilité particulière envers le maître ou l'acquéreur de l'ouvrage quant aux principaux dommages qui peuvent l'affecter.

Contrat d'architecte
Contrat de louage d'ouvrage passé par écrit entre l'architecte (maître d'œuvre) et son client (maître d'ouvrage) pour la réalisation de travaux de construction. Ce type de contrat n'est pas particulièrement réglementé et son contenu peut être très variable. Il peut définir soit une simple élaboration de plan, soit une prise en charge complète de l'ensemble de la construction, de sa conception à l'achèvement.

Contrat d'échange
Contrat par lequel les parties se donnent respectivement une chose contre une autre. L'échange est, comme la vente, un contrat translatif de propriété. Mais, à la différence de la vente, la contrepartie du bien cédé est un autre bien et non pas une somme d'argent.

Contrat d'entreprise
Contrat également appelé « contrat de louage d'ouvrage », par lequel l'une des parties, l'entrepreneur, s'engage envers l'autre, dénommé « maître de l'ouvrage » à exécuter en toute indépendance et sans le représenter, un ouvrage immobilier moyennant un prix convenu.

Contrat de construction de maison individuelle
Contrat par lequel un constructeur se charge de la construction d'un ou deux logements destinés au même acquéreur à usage d'habitation ou à usage mixte (habitation et professionnel). Ce type de contrat, entièrement tourné vers la protection de l'acquéreur, est très encadré par la loi du 19 décembre 1990. En fait, peu de constructions de maisons individuelles échappent aujourd'hui à cette réglementation. La loi prévoit deux types de contrat : le contrat de construction avec fourniture de plan et le contrat de construction sans fourniture de plan (également appelé contrat de construction de maison individuelle allégé).

Contrat de louage d'ouvrage
Contrat également appelé « contrat d'entreprise », par lequel l'une des parties, l'entrepreneur, s'engage envers l'autre, dénommé « maître de l'ouvrage » à exécuter en toute indépendance et sans le représenter, un ouvrage immobilier moyennant un prix convenu.

Contrat de réservation
Contrat également appelé « contrat préliminaire ». C'est un avant-contrat qui doit obligatoirement être conclu lors d'une vente d'immeuble à construire, le plus souvent une vente en l'état futur d'achèvement (VEFA). Le vendeur s'engage à réserver à un acheteur tout ou une partie d'immeuble. En contrepartie, l'acquéreur verse un dépôt de garantie. Le contrat préliminaire est strictement réglementé et doit comporter un certain nombre d'indications sous peine de nullité. Il doit notamment indiquer la surface approximative du logement, le nombre de pièces, le prix, ainsi que les délais d'exécution.

Contrat de vente
Contrat par lequel l'une des parties, le vendeur, transfère la propriété d'une chose et s'engage à la livrer à l'autre partie, dénommée acheteur ou acquéreur, qui s'oblige à payer le prix en argent.

Contrat préliminaire
Voir contrat de réservation.

Contribution économique territoriale
Anciennement taxe professionnelle. Taxe locale due par toutes les personnes physiques ou morales qui exercent, à titre habituel, une activité professionnelle non salariée. Elle est calculée sur la base de la valeur locative des immobilisations et d'une fraction du montant des salaires ou des recettes.

Copie exécutoire
C'est l'expédition d'un acte, revêtu de la mention « exécutoire ». Elle permet à un créancier de mettre en œuvre les voies d'exécution à l'encontre de son débiteur défaillant pour l'obliger à payer sa dette. La copie exécutoire est unique.

Copies
Il s'agit de pièces n'ayant aucune valeur authentique. N'étant pas signées par le notaire, elles ne garantissent pas le contenu de l'acte.

Copropriété
Répartition de la propriété d'un immeuble bâti ou d'un groupe d'immeubles bâtis entre plusieurs personnes par lots, chaque lot comprenant une partie privative (appartement, cave…) et une quote-part de parties communes (escalier, ascenseur, cour, jardin…). Dès lors qu'un immeuble appartient à deux propriétaires dif-

férents et qu'il est divisé en lots, il est soumis au statut de la copropriété. La copropriété est régie par la loi du 10 juillet 1965 et le décret du 17 mars 1967.

COS
Voir coefficient d'occupation des sols.

Cour commune
Servitude de ne pas bâtir ou de ne pas dépasser une certaine hauteur afin d'assurer des conditions minimales d'hygiène et de salubrité (aération, éclairement) aux constructions édifiées sur des surfaces restreintes.

Crédirentier
Terme désignant le vendeur dans une vente en viager. Le crédirentier perçoit une rente de la part de l'acquéreur.

Crédit-bail immobilier
Technique permettant à un propriétaire d'un immeuble professionnel ou commercial de le louer à une entreprise utilisatrice qui pourra l'acquérir à l'issue de la période de location. L'intérêt de cette formule réside dans la possibilité, pour le locataire (crédit-preneur), de financer sans apport personnel son opération. C'est donc une technique performante de financement des investissements immobiliers. À l'expiration de la période de location, le locataire dispose d'une triple option :
- soit acheter l'immeuble pour sa valeur telle que convenue à l'origine ;
- soit en restituer l'usage ;
- soit, avec l'accord du propriétaire (crédit-bailleur), s'engager pour une nouvelle période de location.

Crédit-relais
Crédit accordé pour acheter un bien immobilier, dans l'attente de la vente d'un autre bien dont le produit est destiné à financer l'acquisition du premier.

D

Débirentier
Terme désignant l'acheteur dans une vente en viager. Le débirentier verse une rente viagère au vendeur ; il est donc débiteur de la rente.

Débours
Dépenses que le notaire (ou l'avocat ou encore l'huissier) engage pour le compte de son client pour mener à bien son dossier et que celui-ci doit lui rembourser. Lors d'un procès, ces frais sont appelés dépens.

Déclaration attestant l'achèvement et la conformité des travaux
Document administratif que vous devez remplir, et qui a une double fonction :
- déclarer l'achèvement des travaux ;
- déclarer que les travaux sont conformes au permis de construire et respectent les règles générales de construction.

La déclaration doit être adressée au maire dès l'achèvement des travaux. À compter de sa réception en mairie, l'administration dispose d'un délai de trois mois pour contester la conformité des travaux (cinq mois dans les secteurs protégés).

Déclaration d'intention d'aliéner (DIA)
Formalité imposée à tout propriétaire qui souhaite vendre un bien immobilier dans les périmètres où existe un droit de préemption. La déclaration est un acte juridique par lequel le propriétaire notifie au bénéficiaire du droit de préemption (généralement une collectivité publique) son intention de vendre son bien et les conditions de la vente. C'est le notaire qui se charge d'établir la DIA, généralement après la signature de la promesse de vente.

Déclaration d'utilité publique
Acte pris par décret en Conseil d'État après enquête préalable et par lequel est engagée la procédure d'expropriation pour cause d'utilité publique.

Déclaration préalable de travaux
Procédure simplifiée de permis de construire permettant, dans le respect des règles d'occupation des sols, de réaliser certains travaux exemptés de permis de construire. La déclaration est établie en trois exemplaires auprès de la mairie avant le commencement des travaux.

Défaut de conformité
Inadéquation entre les clauses du contrat et la chose réalisée ou livrée. Par exemple, une baignoire bleue était prévue au contrat et le constructeur a installé une baignoire blanche. D'une manière générale, le défaut de conformité constitue une inexécution des clauses du contrat qui engage la responsabilité contractuelle de droit commun de son auteur.

Délai de réflexion
En matière de crédit immobilier, délai dont dispose l'emprunteur avant d'accepter l'offre de prêt. L'emprunteur est ainsi obligé d'attendre dix jours pour donner son accord, ce qui lui laisse le temps de la réflexion. Le délai court à compter de la réception de l'offre de prêt.

Délai de rétractation
Délai de sept jours dont bénéficient tous les acquéreurs de logements, neufs ou anciens, pour annuler le contrat. Cette faculté de rétractation concerne les promesses de vente pour les logements anciens, les contrats de réservation d'appartements, les

contrats de construction de maisons individuelles et généralement tout avant-contrat relatif à l'acquisition d'un logement signé sous signature privée ou devant notaire.

Démembrement de propriété

Être propriétaire d'un bien, c'est avoir le droit d'en disposer, c'est-à-dire de le vendre ou de le donner (c'est l'*abusus*), le droit d'en jouir et d'en user, en l'habitant notamment (c'est l'*usus*) et enfin le droit d'en percevoir les fruits (c'est le *fructus*). Le démembrement de propriété consiste à diviser la propriété, c'est-à-dire à répartir ces droits entre deux personnes : le nu-propriétaire qui peut disposer du bien, et l'usufruitier qui conserve le droit de jouir du bien et d'en percevoir les fruits. Le démembrement de propriété se rencontre en matière de viager (le vendeur ou crédirentier conserve l'usufruit tandis que l'acquéreur ou débirentier détient la nue-propriété). On le rencontre également très souvent en matière de succession ; le conjoint survivant conserve généralement l'usufruit du logement des époux, tandis que la nue-propriété va aux héritiers.

Dépassement de COS

Consiste à construire un nombre de mètres carrés de plancher hors œuvre supérieur à celui autorisé par le COS (coefficient d'occupation des sols), compte tenu de la superficie du terrain. C'est le PLU (Plan local d'urbanisme) qui fixe les conditions et les limites de dépassement de COS.

Dépôt de garantie

D'une manière générale, somme versée par l'une des parties à un contrat pour garantir la bonne exécution de ses obligations. Un tel dépôt se rencontre notamment en matière de location. Le locataire verse en effet au bailleur un dépôt de garantie lors de son entrée dans les lieux. Cette somme lui est restituée en fin de contrat s'il a respecté ses obligations, et en particulier s'il a payé son loyer et utilisé le logement en bon père de famille, sans dégradation.

Un dépôt de garantie est également versé par l'acquéreur lors de la signature d'un contrat de réservation dans le cadre d'une VEFA (vente en l'état futur d'achèvement) ou d'un contrat de construction d'une maison individuelle. En matière de vente sur plans, le dépôt de garantie ne peut être supérieur à 5 % du prix prévisionnel si le délai de réalisation de la vente n'excède pas un an. Ce montant est ramené à 2 % lorsque la vente est réalisée dans un délai maximum de deux ans. Au-delà, aucune somme ne peut être réclamée à l'acquéreur. En matière de contrat de construction de maison individuelle et si une clause du contrat le prévoit, le montant du dépôt ne peut être supérieur à 3 % du prix de la construction. Toutefois, si lors de la signature du CCMI (contrat de construction de maison individuelle), le constructeur est en mesure de justifier d'une garantie de remboursement, le contrat peut prévoir, à la place du dépôt de garantie, le versement d'une somme de 5 % du coût de la construction. Dans cette hypothèse, un autre dépôt d'une somme équivalente sera également réclamé lors de l'obtention du permis de construire.

Déspécialisation

Consiste, en matière de bail commercial, à ajouter à l'activité autorisée dans le contrat une ou plusieurs autres activités. On parle de déspécialisation plénière quand toute activité, sans restriction, est autorisée. Elle fait l'objet d'une procédure spéciale et doit notamment être autorisée par le propriétaire.

Destination de l'immeuble

Utilisation, qualité d'un immeuble, déterminées en fonction des caractéristiques de construction, de confort, d'affectation, d'environnement et d'esthétique. La destination est en principe indiquée dans le règlement de copropriété et doit être respectée par tous les copropriétaires. Ainsi, par exemple, dans un immeuble luxueux à destination exclusivement bourgeoise, un copropriétaire ne peut en aucun cas ouvrir un commerce.

Devis

État détaillé des travaux à exécuter et/ou des matériaux à utiliser dans le cadre d'un contrat d'entreprise, avec indication du ou des prix. Le devis est établi par l'entrepreneur et soumis à l'approbation du maître de l'ouvrage.

DIA

Voir déclaration d'intention d'aliéner.

Différé d'amortissement

Technique permettant à l'emprunteur de retarder le remboursement du capital emprunté pendant une période donnée durant laquelle il ne versera que les intérêts d'emprunt et les frais. Le différé permet ainsi d'alléger les premières échéances de remboursement afin de faire face le cas échéant à d'autres charges.

Domiciliation d'entreprise

Faculté reconnue à toute personne qui crée une entreprise ou une société de domicilier le siège social de cette entreprise dans son local d'habitation (qu'il soit propriétaire ou locataire), sans limitation de durée, ou pour une durée limitée à cinq ans lorsqu'il existe des dispositions législatives ou des stipulations contractuelles interdisant la transformation en local commercial.

Donation

Acte juridique par lequel une personne (le donateur) donne de son vivant et irrévocablement un bien à une autre personne (le donataire) qui l'accepte. La donation doit être passée devant notaire.

Donation-partage

Acte juridique notarié permettant à toute personne, non seulement de donner de son vivant certains biens à ses héritiers présomptifs (enfants, petits-enfants, frères, sœurs, neveux, nièces, enfants du conjoint), mais aussi de répartir entre eux tout ou partie de son patrimoine. Avant, la donation-partage ne pouvait intervenir qu'entre ascendants (parents, grands-parents) et descendants (enfants, petits-enfants). Désormais, toute personne peut anticiper la transmission de ses biens, quelle que soit sa situation familiale (ex. : possibilité de donations-partages au sein des familles recomposées).

Droit au maintien dans les lieux

Droit donné par la loi du 1er septembre 1948, au locataire titulaire d'un bail de rester dans les lieux à l'expiration du contrat, aux clauses et conditions du contrat primitif.

Droit d'usage et d'habitation

Droit réel temporaire qui confère à son titulaire le droit d'utiliser un bien appartenant à autrui dans la limite de ses besoins et de ceux de sa famille. Contrairement à l'usufruit, le titulaire de ce droit ne peut ni céder, ni louer le bien à autrui.

Droit de mutation

Droit d'enregistrement exigé par l'administration fiscale lors de la mutation d'un bien immobilier, c'est-à-dire du changement de propriétaire de ce bien, soit à titre onéreux (vente notamment), soit à titre gratuit (donation ou succession).

Droit de passage

Droit accordé par la loi au propriétaire d'un fonds enclavé (ou fonds dominant) de passer sur la propriété du fonds servant pour accéder à sa propriété.

Droit de préemption

Droit d'achat prioritaire permettant à une personne privée ou à une collectivité publique de se porter acquéreur d'un bien immobilier, aux prix et conditions fixés lors de sa mise en vente par son propriétaire, par préférence à tout autre acquéreur.

Droit de préemption du locataire

Droit d'achat prioritaire dont bénéficie le locataire d'un logement loué vide et soumis à la loi du 6 juillet 1989, en cas de congé pour vendre le logement délivré par le propriétaire en fin de bail.

Droit de suite

Droit permettant au titulaire d'une sûreté de saisir le bien sur lequel porte sa garantie en quelque main qu'il se trouve, même entre les mains d'un tiers-acquéreur, généralement pour le faire vendre et se payer sur le prix.

Droit de visite

Droit accordé au bailleur, malgré son obligation générale de ne pas troubler la jouissance du locataire, de faire visiter le logement loué en vue de la vente ou de la location. Cette faculté ne peut s'exercer ni les jours fériés ni plus de deux heures les jours ouvrables. Ce droit est prévu par la loi du 6 juillet 1989 pour les locations vides mais doit être stipulé au contrat pour les locations meublées.

Droit de visite et de communication
Droit reconnu aux maires, préfets, fonctionnaires et agents assermentés dans le cadre du contrôle qui accompagne la délivrance du permis de construire et après déclaration d'ouverture de chantier. Ce droit leur permet de visiter les constructions en cours et de se faire communiquer tous documents techniques.

Droit personnel
Droit qu'a une personne (le créancier) d'exiger d'une autre personne (le débiteur) l'exécution d'une obligation (de donner, de faire ou de ne pas faire). Appelé également droit de créance, le droit personnel ne crée de liens et d'obligations qu'entre deux personnes, par opposition au droit réel qui implique un rapport entre une personne et un bien.

Droit réel
Droit qui confère à son titulaire un pouvoir direct et immédiat sur un bien. Le droit de propriété est un droit réel, par excellence. Contrairement au droit personnel, le droit réel s'exerce sans l'entremise d'une autre personne et sans créer de liens entre deux personnes.

DUP
Voir déclaration d'utilité publique.

E

Élément d'équipement indissociable
Élément d'équipement d'un bâtiment faisant indissociablement corps avec les ouvrages de viabilité, de fondation, d'ossature, de clos ou de couvert. Les dommages qui affectent un tel équipement donnent lieu à la responsabilité décennale des constructeurs. Un élément d'équipement est considéré comme formant indissociablement corps avec un ouvrage lorsque sa dépose, son démontage ou son remplacement ne peuvent s'effectuer sans détérioration ou enlèvement de matière de cet ouvrage.

Émoluments notariés
Honoraires du notaire qu'il perçoit à chaque acte passé. Sa rémunération se décompose en émoluments fixes ou proportionnels, tarifés ou non tarifés (fixés alors par accord entre lui et son client).

Emphytéose
Voir bail emphytéotique.

Enclave

Situation d'un terrain qui ne dispose pas d'accès à la voie publique ou lorsque cet accès est insuffisant. Il est en fait entouré par des fonds appartenant à d'autres propriétaires. Le propriétaire du terrain enclavé est en droit de disposer d'un droit de passage légal sur la propriété voisine pour accéder à la voie publique.

Enquête publique

Procédure préalable à la réalisation d'aménagements, d'ouvrages ou de travaux publics ou privés permettant d'informer le public et de recueillir ses appréciations ou ses critiques. Le lieu de l'enquête se situe soit à la préfecture, soit à la mairie du lieu des travaux. La durée d'une telle enquête ne peut être inférieure à un mois.

Enregistrement

Formalité fiscale, obligatoire ou volontaire, consistant en la transcription d'un acte sur un registre donnant lieu au versement de droits d'enregistrement. Ainsi, une promesse unilatérale de vente établie sans l'intervention d'un notaire doit être enregistrée, pour être valable, dans les dix jours de sa signature.

Envoi en possession

Décision de justice qui permet à une personne de prendre possession d'un bien qui dépend de la succession d'un défunt.

État des lieux

Document sur lequel est inscrit l'état d'un immeuble ou d'un logement ainsi que ses composants. L'état des lieux est obligatoire en matière de location de logements vides depuis la loi du 6 juillet 1989. Il doit être établi à l'entrée des lieux et à la sortie, entre le locataire et le propriétaire mais le recours à un huissier est possible. Ce constat, signé des deux parties, est destiné à faire la preuve des dégradations ou des pertes à la sortie du logement par le locataire.

État descriptif de division

Document destiné à identifier des lots d'un immeuble en copropriété pour les besoins de la publicité foncière. L'état descriptif de division peut être distinct du règlement de copropriété ou inclus dans celui-ci, ce qui est le cas le plus souvent.

État hypothécaire

Documents délivrés par le Bureau des hypothèques établissant la situation hypothécaire d'un immeuble (droits inscrits sur cet immeuble).

Exhérédation

Action de déshériter au maximum un héritier.

Expédition

Une expédition est la copie certifiée conforme par le notaire d'un acte dont il est dépositaire. Il peut en être établi plusieurs pour un même acte.

Expropriation pour cause d'utilité publique

Procédure engagée par l'État ou par une personne publique à l'encontre d'un particulier, afin de le contraindre à vendre son bien dans un but d'intérêt général (par exemple construction d'une autoroute). En contrepartie, la personne expropriée se voit offrir une indemnité. Si cette indemnité ne lui convient pas, c'est le juge de l'expropriation qui en arrête le montant définitif.

Expulsion

Procédure visant à contraindre des personnes à quitter un lieu qu'elles occupent sans droit. Cette procédure n'est mise en œuvre qu'à la suite d'une décision de justice. Un huissier se charge de procéder à l'évacuation de ces personnes. Il peut faire appel, s'il se heurte à la résistance de ces occupants, au concours de la force publique.

F

Fonds de commerce

Ensemble des éléments mobiliers corporels (matériel, outillage, marchandises) et incorporels (droit au bail, nom, enseigne, clientèle) qu'un commerçant regroupe dans l'objectif d'exercer une activité commerciale.

Force majeure

Événement imprévisible, irrésistible et insurmontable empêchant une personne d'exécuter ses obligations. Lorsque les conditions de la force majeure sont réunies, la personne est exonérée de toute responsabilité vis-à-vis de la partie adverse.

Frais de dossier

Frais demandés par les établissements financiers pour la mise en place d'un prêt immobilier. Leur montant varie suivant les banques. Ces frais sont négociables.

Frais de mutation

Frais mis à la charge de l'acquéreur d'un bien immobilier. Ces frais comprennent pour partie des taxes (principalement la taxe de publicité foncière), l'émolument du notaire (sa rémunération) et les frais divers et de formalités. Ces frais sont souvent dénommés frais de notaire.

G

Garantie biennale

Garantie obligatoire appelée aussi « garantie biennale de bon fonctionnement » supportée par tous les intervenants à l'acte de construire. Elle couvre pendant deux années à compter de la réception de l'immeuble tous les désordres non couverts par la garantie décennale et affectant les éléments d'équipement qui sont dissociables des éléments constitutifs du bâtiment (chauffage, fenêtres, menus équipements…).

Garantie d'achèvement

Dans les ventes en l'état futur d'achèvement, le vendeur a l'obligation d'apporter une garantie d'achèvement, donnée généralement par une banque, un établissement financier. En pratique, le garant ne s'engage pas à achever matériellement l'immeuble, mais uniquement à avancer ou à payer les sommes nécessaires à l'achèvement de la construction si jamais le promoteur avait des difficultés pour terminer les travaux.

Garantie de bon fonctionnement

Voir garantie biennale.

Garantie de livraison

Garantie obligatoire dans tous les contrats de construction de maison individuelle. Elle est souscrite par le constructeur ou l'entrepreneur soit auprès d'un établissement de crédit soit auprès d'une assurance. Elle garantit le maître de l'ouvrage (client) des risques d'inexécution ou de mauvaise exécution des travaux. En cas de défaillance du constructeur, l'organisme garant doit mettre en demeure le constructeur de terminer la construction et, à défaut, il doit désigner un autre professionnel qui aura la charge de réaliser les travaux. La garantie de livraison prend effet à partir de la date d'ouverture du chantier et se termine lorsque la réception des travaux est consignée.

Garantie de parfait achèvement

Garantie obligatoire à laquelle l'entrepreneur est tenu pendant un délai d'un an à compter de la réception et qui s'applique à la réparation de tous les désordres signalés par le maître d'ouvrage soit au moyen de réserves mentionnées au procès-verbal de réception, soit par voie de notification écrite pour ceux révélés postérieurement à la réception et ce, pendant un an.

Garantie de remboursement

Obligatoire dans un contrat de vente en l'état futur d'achèvement, elle a pour but de rembourser à l'acquéreur les versements qu'il a déjà effectués en cas de résolution amiable ou judiciaire de la vente pour défaut d'achèvement de l'immeuble. En matière de contrat de construction de maison individuelle (CCMI), la garantie de remboursement est obligatoire dès lors que le constructeur réclame le versement de fonds avant l'ouverture du chantier. Elle permet de rembourser les sommes versées par l'acquéreur lorsque le contrat ne prend pas effet suite :
- à la non-réalisation des conditions suspensives ;
- à la rétractation de l'acquéreur dans le délai de sept jours suivant la réception du contrat ;
- à la non-ouverture du chantier à la date convenue.

Garantie des risques locatifs (GRL)

Elle permet aux propriétaires bailleurs d'obtenir une assurance loyers impayés pour des locataires ne présentant pas de garanties suffisantes.

Son financement est assuré par Action logement (ex. « 1 % logement »), l'État et les propriétaires bailleurs qui la souscrivent auprès de certaines compagnies d'assurances.

En cas d'incidents, le bailleur est assuré d'être remboursé des loyers et charges, sans limitation de durée ni de montant et ce, sans avoir à engager de procédure.

Garantie décennale

Garantie obligatoire supportée par tous les intervenants à l'acte de construire. Elle couvre tous les vices de construction compromettant la solidité de l'ouvrage ou le rendant impropre à sa destination pendant dix années à compter de la réception. Cette garantie couvre également tous les dommages qui affectent la solidité des éléments d'équipement indissociables du bâtiment. Elle est valable pendant dix ans.

Garantie extrinsèque

Garantie fournie généralement par une banque, un établissement financier ou une compagnie d'assurances. Ces organismes s'engagent à avancer les sommes nécessaires à l'achèvement (garantie d'achèvement) de l'immeuble en cas de défaillance des promoteurs, lotisseurs ou constructeurs. Ces organismes peuvent également rembourser à l'acquéreur les sommes qu'il a déjà pu verser (garantie de remboursement).

Garantie intrinsèque

Garantie fournie par le constructeur avec ses fonds propres assurant à l'acquéreur l'achèvement de la construction.

GRL

Voir garantie des risques locatifs.

H

Habitation principale

Logement où réside le propriétaire ou le locataire en permanence avec sa famille. C'est le lieu occupé à titre habituel.

Héritier réservataire

Les héritiers réservataires sont uniquement les descendants du défunt. Il échoit obligatoirement à ces héritiers une partie de la succession (appelée la réserve), le défunt ne pouvant disposer que de la partie appelée « quotité disponible ».

En l'absence d'enfant, le conjoint survivant peut recueillir la totalité de la succession par testament.

Hors d'air

Un immeuble est caractérisé hors d'air lorsque les portes et fenêtres sont posées. Il est donc couvert.

Hors d'eau

Un immeuble est considéré hors d'eau dès lors que la toiture est posée. Il est donc couvert.

Hypothèque

Sûreté réelle qui permet à un créancier appelé « hypothécaire » de faire saisir un bien afin qu'il soit procédé à une vente en justice pour être payé sur le prix. Une hypothèque peut être conventionnelle, légale ou judiciaire. Dans tous les cas, elle confère à son titulaire un droit de préférence : en cas de vente suite à une saisie immobilière, le créancier sera payé, en priorité, sur le prix de vente ; et un droit de suite : il pourra faire saisir le bien même s'il a été revendu depuis à un tiers. L'hypothèque conventionnelle fait obligatoirement l'objet d'un acte authentique devant notaire et d'une inscription à la conservation des hypothèques du lieu où se situe l'immeuble. La prise d'hypothèque entraîne le versement de frais de notaire compris entre 1 % et 2 % du montant emprunté.

I

Immeuble à usage d'habitation et professionnel

Bâtiment affecté à la fois au logement et à l'exercice de professions non commerciales.

Immeuble par destination

Biens meubles qualifiés d'immeubles parce qu'ils se rattachent à un immeuble par nature. C'est le cas des objets mobiliers attachés à l'immeuble à perpétuelle demeure (glaces, ornements, statues…) qui y sont scellés ou qui ne peuvent être détachés sans être fracturés ou détériorés.

Impôt de solidarité sur la fortune (ISF)

Impôt dû par les personnes physiques dont le patrimoine taxable au 1er janvier de l'exercice excède un certain seuil.

Le patrimoine taxable (l'assiette de l'impôt) comprend tous les biens (mobiliers et immobiliers), situés en France ou à l'étranger, déduction faite des dettes (emprunts, dépôts de garantie reçus, factures…), et hormis les biens professionnels.

Impôt foncier

Impôt payé par tout propriétaire d'un immeuble au 1er janvier de l'année. Appelé également taxe foncière.

Impôts locaux

Impôts perçus, non pas au profit de l'État, mais au profit des collectivités territoriales (régions, départements, communes). Ils sont constitués par la taxe foncière sur les propriétés bâties, la taxe foncière sur les propriétés non bâties, la taxe d'habitation, la contribution économique territoriale (ancienne taxe professionnelle). À côté des principaux impôts locaux, il existe également des taxes annexes. C'est le cas de la taxe de balayage, de la taxe d'enlèvement des ordures ménagères et de la taxe d'équipement.

Indemnité d'éviction

Somme d'argent versée au locataire d'un bail commercial et destiné à compenser le non-renouvellement de son contrat. Le montant de cette indemnité doit être égal au préjudice causé au locataire par le refus de renouvellement de son bail. Elle comprend notamment, la valeur marchande du fonds de commerce, les frais de déménagement et de réinstallation, les frais et droits de mutation.

Indemnité d'immobilisation

Somme d'argent versée par un acquéreur lors de la signature d'une promesse unilatérale de vente. Elle permet de matérialiser son désir d'achat et de dédommager le vendeur dans le cas où il déciderait de ne plus acheter. Le montant de cette indemnité correspond généralement à 10 % du montant de la vente.

Index BT01

L'Index national du bâtiment, communément appelé « indice BT01 », est publié chaque mois au Journal officiel. Cet indice est généralement inséré dans les contrats de construction de maisons individuelles afin de tenir compte de la hausse des prix.

Indice du coût de la construction (ICC)

Indice établi chaque trimestre par l'Institut national de la statistique et des études économiques (Insee) et publié au Journal officiel. L'indice du coût de la construction sert à indexer les baux commerciaux, professionnels et généralement les loyers de toutes les locations pour lesquelles un autre indice n'est pas imposé.

Indice de référence des loyers (IRL)

Publié chaque trimestre par l'Insee, l'indice de référence des loyers, dit IRL, est utilisé pour l'indexation des loyers des baux d'habitation vides et meublés.
En vigueur depuis le 1er janvier 2006, il a vu sa composition modifiée depuis le 10 février 2008. Dorénavant, l'évolution de l'IRL est calquée sur celle de l'évolution des prix à la consommation.

Indivision

Situation juridique dans laquelle plusieurs personnes ont des droits de même nature sur un bien sans qu'il y ait division matérielle de leurs parts. Cette situation d'indivision peut résulter soit d'une succession, soit de l'achat en commun d'un bien particulier. C'est le cas par exemple des concubins qui achètent ensemble un logement.

Inscription hypothécaire

Formalité de publicité foncière propre aux hypothèques et aux privilèges immobiliers. Elle suppose le dépôt de deux exemplaires d'un bordereau au Bureau des hypothèques.

ISF

Voir impôt de solidarité sur la fortune.

Isolation phonique

Tout promoteur ou vendeur d'immeuble à construire est tenu de garantir à l'égard du premier occupant de la bonne isolation phonique du logement et ce, pendant un an à compter de la prise de possession.

J

Jouissance

Utilisation d'un bien immobilier et perception de ses fruits (loyers par exemple).

Jours de souffrance

Les jours de souffrance appelés également jours de tolérance sont des ouvertures ne laissant passer que la lumière. Il doit être impossible de regarder à travers. Par ailleurs, ils doivent être « à verre dormant », c'est-à-dire qu'ils doivent être fixes et donc ne pas pouvoir s'ouvrir.

L

Levée d'option

Acte juridique unilatéral par lequel le bénéficiaire d'une option manifeste sa volonté d'exercer la faculté qui lui a été donnée. Ainsi, dans une promesse unilatérale de vente, le bénéficiaire de la promesse a une option : acheter ou ne pas acheter. La levée d'option est l'acte par lequel il décide d'acquérir le bien aux conditions offertes. On dit que le bénéficiaire lève l'option.

Libéralité

Acte par lequel une personne procure un avantage ou donne un bien à autrui sans contrepartie (à titre gratuit).

Licitation

Vente aux enchères d'un immeuble figurant dans une masse à partager, et en particulier dans une indivision. C'est une vente si l'acquéreur est un étranger à l'indivision ; dans le cas contraire, elle constitue un partage partiel.

Livraison

D'une manière générale, la livraison est l'acte par lequel le vendeur remet la chose vendue à l'acquéreur. Il exécute par là son obligation de délivrance. En matière de vente d'immeuble à construire, la livraison est l'acte par lequel le constructeur, une fois l'ouvrage achevé, le met à la disposition du maître d'ouvrage.

Locateur d'ouvrage

Entreprise qui exécute des travaux dans le cadre d'un contrat de louage d'ouvrage, moyennant un prix convenu avec son client. On parle également dans le langage courant de contrat d'entreprise. Sont locateurs d'ouvrage notamment les architectes et les entrepreneurs.

Location-accession

Formule de vente réglementée par la loi du 12 juillet 1984. Il s'agit d'un contrat de vente par lequel le propriétaire d'un bien s'engage à en transférer la propriété à un acquéreur, appelé locataire-accédant, au terme d'un délai et à un prix fixés dans le contrat. Pendant ce délai, le locataire accédant occupe le bien et verse au propriétaire une redevance mensuelle, correspondant pour partie à un loyer et pour partie au paiement du prix de vente. À l'issue de ce délai, le locataire-accédant dispose d'une option : acheter le bien, auquel cas un contrat de vente définitif est signé au prix convenu dans le contrat initial, déduction faite le cas échéant de la partie de la redevance correspondant au capital ; ou bien le locataire accédant décide de ne pas acheter et doit quitter les lieux, auquel cas une indemnité peut être prévue au profit du propriétaire.

Location nue

Location d'un bien immobilier non meublé ou vide, soumis à la loi du 6 juillet 1989, par opposition à la location en meublé, non réglementée.

Lot

En matière de copropriété, un lot est constitué d'une partie privative (logement, cave, parking) et d'une quote-part des parties communes et équipements collectifs. Ce mot désigne également en matière de lotissement l'une des parcelles destinées à la construction d'une maison individuelle.

Lotissement

Opération visant à diviser une propriété foncière par lots en vue de l'implantation de bâtiments.

M

Mainlevée

Acte qui met fin aux effets d'une hypothèque. Cette formalité s'obtient après paiement des prêts contractés en garantie desquels a été inscrite l'hypothèque.

Maître d'œuvre

Personne ou entreprise (architecte, constructeur, ingénieur…) chargée par le maître de l'ouvrage de surveiller, contrôler et mener à bien la réalisation d'un ouvrage.

Maître de l'ouvrage

Personne physique ou morale pour le compte de laquelle est exécuté un ouvrage. Le maître de l'ouvrage finance l'opération et choisit son maître d'œuvre. En règle générale, dans le cadre d'un contrat de maison individuelle, le maître de l'ouvrage est l'acquéreur de la construction et dans le cadre d'une vente sur plan, il s'agit du promoteur.

Malfaçon

Défectuosité d'un ouvrage souvent appelée vice de construction. Les malfaçons résultent d'une mauvaise exécution des travaux par opposition aux défauts de conformité qui eux résultent d'une non-conformité par rapport aux prévisions du contrat. Si les malfaçons compromettent la solidité de l'ouvrage ou affectent la solidité d'un de ses éléments d'équipement, ils sont couverts par la responsabilité décennale des constructeurs.

Mandat

Acte par lequel une personne, le mandant, donne à une autre, le mandataire, le pouvoir de faire quelque chose pour le mandant et en son nom. Le contenu de l'acte doit clairement définir l'étendue des pouvoirs donnés, indiquer ce pourquoi il est consenti ainsi que sa durée.

Millième

En copropriété, les millièmes représentent la quote-part des parties communes comprises dans chaque lot. Le mode de calcul des millièmes se fait en retenant la valeur des parties privatives de chaque lot. Le nombre des millièmes est mentionné dans le règlement de copropriété et sert à déterminer le nombre de voix dont dispose chaque copropriétaire mais aussi à établir la répartition des charges.

Minute

C'est le contrat original signé par les parties et conservé par le notaire.

Mitoyenneté

Clôture, fossé ou mur séparant deux propriétés contiguës et qui appartient en copropriété aux propriétaires de l'une et de l'autre de ces propriétés.

Multipropriété

Dans ce régime, chaque personne jouit de son bien pendant une période déterminée de l'année. Juridiquement, l'acquéreur d'un appartement en multipropriété ne devient pas propriétaire d'un logement mais porteur de parts d'une société civile immobilière dont il devient associé. Ces parts donnent à leur détenteur un droit de jouissance à vie sur un bien précis et pour une période convenue (propriété à temps partagé ou *time-share*).

Mutation
Transfert de la propriété d'un bien à une autre personne. Ce transfert de propriété peut se faire soit à titre onéreux (vente) soit à titre gratuit (donation, succession…).

N

Notice descriptive
Document qui indique les caractéristiques techniques tant de l'immeuble lui-même que des travaux d'équipement intérieur ou extérieur indispensables. Cette notice doit être conforme à un modèle type officiel.

Nouveau village
Ensemble de maisons groupées réalisées sur un terrain pour lequel le promoteur a obtenu un permis de construire unique. Ce terrain est ensuite divisé en plusieurs lots sur lesquels sont édifiées des maisons acquises en l'état futur d'achèvement. Le client qui achète dans un nouveau village achète donc un lot à construire dans le cadre d'un programme. Quant à son organisation, le nouveau village peut être placé soit sous le régime de la copropriété dite horizontale, soit sous le régime de l'association syndicale libre (ASL).

Nu-propriétaire
Propriétaire d'un bien dont une autre personne détient l'usufruit.

Nue-propriété
Partage de la propriété en nue-propriété et en usufruit. On parle de démembrement de propriété. La nue-propriété confère à son titulaire le droit de disposer du bien, c'est-à-dire le droit de vendre ou léguer son droit. En revanche, l'usufruitier dispose d'un droit de jouissance et d'habitation, autrement dit le droit d'occuper personnellement le bien ou de le mettre en location. Le nu-propriétaire ne devient pleinement propriétaire de son bien qu'à l'extinction de l'usufruit soit au décès de l'usufruitier.

O

Observatoire du loyer en agglomération parisienne (OLAP)
Association compétente pour fournir à tout demandeur, propriétaire ou locataire, des références de loyers sur Paris et la proche banlieue. Son information est donnée gratuitement.

P

Pacte de préférence

Convention par laquelle le propriétaire d'un bien immobilier s'engage, pour le cas où il vendrait la chose à un tiers, à donner la préférence de cette vente au bénéficiaire du pacte.

Participation des employeurs à l'effort de construction

Obligation imposée aux employeurs occupant au moins dix salariés de consacrer à la construction de logements une somme calculée sur le montant des salaires qu'ils ont payés au cours de l'année précédente. Cette contribution est versée au titre de l'Action Logement (ancien 1 % Logement).

Partie commune

Parties des terrains ou des bâtiments affectées à l'usage ou à l'utilité de tous les copropriétaires. Il s'agit de l'escalier, de la cour, du jardin, de la toiture, des voies d'accès…

Partie commune à jouissance privative

Parties des terrains ou des bâtiments affectées à l'utilité de tous les copropriétaires, mais dont la jouissance est réservée à l'un d'entre eux. C'est souvent le cas d'une toiture-terrasse ou d'un jardin attenant à un logement situé en rez-de-chaussée.

Partie privative

Parties des bâtiments ou des terrains réservées à l'usage exclusif d'un copropriétaire déterminé.

Pas-de-porte

Également appelé droit au bail ou droit d'entrée. Indemnité payée par le locataire au propriétaire généralement lors de la conclusion d'un bail commercial. Il représente, le plus souvent, la contrepartie pécuniaire du droit au renouvellement conféré au locataire par le bail commercial. Il peut être également considéré comme un supplément de loyer, dès lors que son loyer est inférieur à ceux pratiqués pour des commerces identiques.

Pénalités de retard

Somme d'argent versée à titre de sanction par la partie au contrat qui n'exécute pas ses obligations dans le délai initialement convenu dans le contrat. Ainsi, dans le cadre d'un contrat de construction de maison individuelle, le constructeur est tenu à des pénalités de retard si la maison n'est pas livrée en temps voulu. Ces pénalités ne peuvent être inférieures à 1/3 000 du prix convenu, par jour de retard.

Péremption du permis

Dès lors que les constructions ne sont pas entreprises dans un délai de deux ans à compter de la notification du permis de construire, ce dernier est considéré comme périmé.

Permis conditionnel

Permis de construire assorti de prescriptions spéciales qui s'imposent au bénéficiaire de l'autorisation de construire. Cela peut être le cas de l'obligation de créer des aires de stationnement dans le cadre du projet de construction de l'immeuble. Ces prescriptions doivent obligatoirement être motivées.

Permis de construire

Autorisation administrative délivrée en vue de la réalisation d'une opération de construction dans le respect de certaines règles et plus particulièrement celles relatives à l'urbanisme. Lorsque la commune est dotée d'un PLU approuvé, la compétence d'octroi du permis revient au maire. En revanche, dans les communes non dotées d'un PLU approuvé, le permis est délivré par le maire mais au nom de l'État. Toutefois, dans certaines circonstances, seul le préfet est compétent pour le délivrer.

Permis de construire dérogatoire

Permis de construire faisant l'objet de certaines dérogations et adaptations mineures. Il peut être accordé pour une construction qui n'est pas totalement conforme aux règles d'urbanisme, en raison de contraintes particulières liées à la nature du sol, à la configuration des parcelles ou au caractère de constructions avoisinantes.

Permis de construire modificatif

Modifications mineures apportées sur le permis de construire initial à la demande du titulaire. Cette demande ne sera pas traitée comme une demande de nouveau permis, à moins qu'elle ne comporte des modifications importantes ou un changement dans la conception générale du projet.

Permis de construire tacite

Permis pour lequel aucune réponse n'a été donnée au demandeur par l'autorité compétente à l'expiration du délai d'instruction. Dans ce cas, on considère que le permis est accordé.

Permis de démolir

Autorisation administrative nécessaire à toute opération de démolition de bâtiments. Pour l'essentiel la procédure est calquée sur celle du permis de construire. Cette autorisation a pour but soit de préserver les logements existants dans les communes urbaines importantes, soit de protéger le patrimoine architectural urbain.

Permis de régularisation

Permis permettant au demandeur de régulariser des travaux de construction lorsque ceux-ci sont, ou ont été effectués sans autorisation ou en méconnaissance de cette dernière. Il est possible que, malgré le non-respect du régime du permis de construire, la construction soit néanmoins conforme aux règles d'urbanisme. Le permis de régularisation peut être alors délivré sans difficulté. En revanche, il en va différemment lorsqu'une telle disposition n'a pas été respectée. Le juge exerce alors un contrôle approfondi.

Permis précaire

Permis accordé pour une période limitée pour des constructions provisoires. Le permis peut fixer une date à laquelle la construction doit être enlevée.

Plan local d'urbanisme (PLU)

Anciennement Plan d'occupation des sols (POS), le PLU est un document d'urbanisme réglementant les droits d'utilisation des sols sur tout ou partie du territoire d'une commune. Il s'attache à diviser le territoire communal en plusieurs zones : urbaines, urbanisables à terme et naturelles. Il permet à la commune de gérer et d'aménager l'espace de son territoire. Le PLU est élaboré à l'initiative des communes mais la loi ne les oblige pas à se doter d'un tel document. Par ailleurs, une fois en possession d'un tel document, la commune sera compétente pour instruire et délivrer les permis de construire en son nom.

Plus-value immobilière

Différence entre le prix d'achat d'un bien immobilier et son prix à la revente. Hormis les cas d'exonération, les plus-values sont soumises à une taxe spécifique et aux prélèvements sociaux (soit 31,3 % pour 2011).

Préavis

Acte unilatéral mettant fin à un contrat. En matière de baux d'habitation, le locataire peut donner congé à tout moment dès lors qu'il respecte un délai de préavis de trois mois ou d'un mois. En revanche, le propriétaire ne peut résilier le bail qu'à l'échéance du contrat à condition que le congé soit justifié par une décision de vendre le logement, de le reprendre pour l'habiter ou pour un motif légitime et sérieux. Le congé doit être délivré six mois avant le terme du contrat.

Preneur

Personne physique ou morale qui s'engage à jouir paisiblement d'un local pendant un certain temps et moyennant un certain prix.

Privilège du prêteur de deniers

Garantie prise par un établissement financier dans le cadre d'un prêt immobilier. Il ne peut pas garantir les sommes nécessaires à la construction d'un immeuble : vente sur plan, construction d'une maison individuelle… Il est simplement valable pour garantir les sommes nécessaires à l'acquisition d'un bien existant. Comme en matière d'hypothèque, le privilège du prêteur de deniers doit faire l'objet d'un acte authentique passé devant notaire. Par ailleurs, à la différence d'une hypothèque conventionnelle, qui prend rang à la date de son inscription, le privilège du prêteur de deniers prend effet à la date de l'acte de vente. C'est-à-dire qu'il rétro-agit au jour de la signature de la vente. Ainsi, le créancier privilégié primera toujours le créancier hypothécaire du même débiteur.

Privilège immobilier spécial

Privilège qui renforce les moyens dont dispose le syndic pour recouvrer les sommes dues par les copropriétaires défaillants. Pour les dettes concernant les travaux d'amélioration ou les charges qui se rapportent à l'année en cours et aux deux années précédant la vente, la copropriété est payée prioritairement avant tout autre créancier et notamment avant le prêteur de deniers (banque, organisme de crédit). En revanche, pour les dettes qui se rapportent aux deux années encore antérieures, le syndicat des copropriétaires est payé concurremment avec les autres créanciers. Enfin, pour les dettes plus anciennes, rien n'est changé, la copropriété passe après les créanciers privilégiés.

Promesse de vente

Avant-contrat signé par les parties lorsqu'elles désirent acquérir un bien immobilier. La promesse de vente peut être signée soit entre les parties, soit devant notaire. Il existe deux catégories de promesse :
- la promesse de vente synallagmatique ou compromis de vente ;
- la promesse unilatérale de vente.

Promettant

Terme désignant le vendeur dans la rédaction des promesses unilatérales de vente.

Promoteur immobilier

Intermédiaire économique qui fait édifier des immeubles par des hommes de l'art en vue de les revendre à des accédants à la propriété. C'est lui qui a l'initiative et le soin principal d'une opération de construction. Il organise en fait la construction.

Prorogation du permis de construire

Le permis de construire est valable pendant deux ans à compter de sa date d'obtention. Toutefois, ce délai peut être prorogé pour un an. Il faut pour cela que le titulaire fasse une demande au moins deux mois avant l'échéance de validité du permis et que les prescriptions d'urbanisme et les servitudes administratives n'aient pas évolué d'une façon défavorable à son égard. Par ailleurs, le permis ne peut être prorogé qu'une seule fois.

Publicité foncière

Formalité qui a pour objet d'informer les tiers de toute transmission de propriété d'un bien immobilier. Elle est assurée par la conservation des hypothèques et donne lieu au paiement de la taxe de publicité foncière (TPF).

198

Q

Quittance

Reçu envoyé par le propriétaire à son locataire attestant le paiement de son loyer et des charges.

Quitus

C'est l'approbation de la gestion du syndic. En donnant quitus au syndic, l'assemblée générale atteste que celui-ci a correctement et régulièrement accompli sa mission.

Quotité disponible

Part qu'une personne peut librement donner ou léguer par opposition à la réserve (voir héritier réservataire).

R

Réception des travaux

Acte par lequel le maître d'ouvrage déclare accepter l'ouvrage qui a été construit, en émettant des réserves si besoin est. Elle se concrétise par un procès-verbal, document écrit et signé par l'ensemble des intervenants à la construction. Par ailleurs, la réception constitue le point de départ de la garantie de parfait achèvement, de la garantie biennale de bon fonctionnement et de la garantie décennale.

Recours contre le permis de construire

Action exercée soit par le bénéficiaire du permis à qui ce dernier a été refusé, soit par des tiers souhaitant obtenir l'annulation du permis ou la réparation du préjudice qu'il occasionne. Il existe deux types de recours :
- le recours gracieux ou hiérarchique qui permet de demander à l'autorité administrative de revenir sur sa décision, ce qui a pour effet d'éviter de saisir le juge ;
- le recours contentieux devant le tribunal administratif qui permet de demander l'annulation d'un acte administratif.

Règlement de copropriété

Document qui définit les droits et obligations des copropriétaires ainsi que les règles de fonctionnement de la copropriété. Il détermine les parties communes et les parties privatives, les modalités d'usage des parties privatives, les charges communes et leur répartition entre les copropriétaires.

Remembrement

Action administrative modifiant la répartition de la propriété de parcelles de terrains en zones urbaines ou rurales.

Rente viagère
Somme d'argent versée périodiquement par l'acquéreur (débirentier) d'un bien en viager jusqu'au décès du vendeur (crédirentier).

Responsabilité contractuelle
Obligation, en cas d'inexécution des obligations contractuelles d'une des parties au contrat, de réparer le préjudice que subissent ses cocontractants du fait de cette inexécution.

Responsabilité décennale
Garantie obligatoire supportée par tous les intervenants à l'acte de construire. Elle couvre tous les vices de construction compromettant la solidité de l'ouvrage ou le rendant impropre à sa destination, et ce pendant dix ans. Cette garantie couvre également tous les dommages qui affectent la solidité des éléments d'équipement indissociables du bâtiment.

Réserve
Défauts ou vices apparents constatés dans un procès-verbal par le maître d'ouvrage ou l'acquéreur lors de la réception des travaux. Les défauts ainsi réservés font l'objet d'une réparation au titre de la garantie de parfait achèvement.

Résidence principale
Logement où le contribuable réside en permanence avec sa famille. Autrement dit, c'est le logement qu'il occupe habituellement, là où se situe le centre de ses intérêts familiaux et professionnels. Certaines dépenses effectuées dans une résidence principale ouvrent droit à un crédit d'impôt. Il doit s'agir de l'acquisition d'équipements, matériaux et appareils ayant pour objet le développement durable et les économies d'énergie (ex : vitrages à isolation renforcée) ou l'aide aux personnes (ex : w.-c. pour personnes handicapées).

Résiliation du bail
Rupture du contrat de location dès lors que le locataire ne respecte pas ses obligations contractuelles. Rappelons que la loi du 6 juillet 1989 prévoit quatre cas où la résiliation du contrat est de plein droit : défaut de paiement des loyers, des charges, du dépôt de garantie ainsi que le défaut d'assurance des lieux loués.

Révision de loyer
Procédure qui permet, lorsqu'une clause d'indexation du loyer est prévue au contrat, d'augmenter le loyer, chaque année, à la date convenue entre les parties ou à défaut à la date anniversaire du contrat. L'augmentation du loyer ne peut excéder la variation de l'indice mentionné au contrat. Pour les locations de logements, vides ou meublés, l'indice de référence est obligatoirement l'Indice de référence des loyers.

Révision du PLU

Véritable transformation d'un Plan local d'urbanisme (PLU) approuvé, sa révision s'opère dans les mêmes formes que son élaboration, à cette différence près que la phase de publication est supprimée.

S

Saisie immobilière

Procédure par laquelle un créancier se saisit d'un ou plusieurs immeubles appartenant à son débiteur et provoque leur vente forcée afin de se payer sur le prix. La saisie immobilière suppose que le créancier bénéficie d'un privilège immobilier ou d'une hypothèque sur le bien saisi.

Schéma directeur

Ensemble de documents fixant les grandes orientations en matière d'aménagement du territoire pour une région géographique et économiquement homogène. Les schémas directeurs permettent de coordonner les programmes locaux d'urbanisation avec la politique d'aménagement du territoire.

SCI

Voir société civile immobilière.

SEM

Voir société d'économie mixte.

Séquestre

Personne désignée par des particuliers ou par justice pour assurer la conservation d'un bien ou d'une somme d'argent, objet d'un contrat ou d'un procès. Ainsi, en matière de vente, le notaire est désigné comme séquestre de l'indemnité d'immobilisation versée par l'acquéreur.

Servitude

Contrainte imposée à un immeuble, bâti ou non, et limitant ses conditions d'utilisation au profit d'un immeuble appartenant à un propriétaire distinct. La propriété bénéficiaire est appelée « fonds dominant » et la propriété sur laquelle pèse la charge est dite « fonds servant ». Par exemple, la servitude de passage permet au propriétaire d'un fonds enclavé d'avoir un droit de passage sur la propriété du devant.

Servitude de tour d'échelle

Droit de passage momentané permettant au propriétaire d'un bâtiment ou d'un mur édifié en limite de propriété, de passer sur le fonds contigu pour réparer le mur ou la façade de ce bâtiment parce qu'il ne peut y accéder de chez lui.

SHOB
Voir surface hors œuvre brute.

SHON
Voir surface de plancher hors œuvre nette.

Société civile immobilière (SCI)
C'est une société à forme civile ayant une activité immobilière. Relativement nombreuses, elles sont utilisées pour des opérations de gestion, de commercialisation ou de construction d'immeubles. On rencontre principalement des sociétés civiles de location, d'attribution ou de construction-vente.

Société d'économie mixte (SEM)
Société commerciale de droit privé qui associe des partenaires privés et des partenaires publics et soumise au contrôle de l'administration. Les SEM permettent de réaliser des opérations d'aménagement, de construction ou toute autre activité d'intérêt général : réalisation de quartiers d'habitation, de bâtiments industriels, opérations de restauration et de réhabilitation, etc.

Soulte
Dans un contrat d'échange ou dans un partage, somme d'argent que doit verser un coéchangiste ou un copartageant lorsque les biens échangés ou les lots sont d'inégale valeur.

Sous-location
Contrat de bail par lequel un locataire, prenant position de bailleur, s'oblige à procurer à un sous-locataire la jouissance du bien qu'il loue à son propre bailleur. La sous-location peut être partielle ou totale. Dans les baux d'habitation soumis à la loi du 6 juillet 1989, la sous-location n'est pas autorisée sauf accord du propriétaire.

Sûreté
Garantie prise par un créancier et notamment par les organismes prêteurs dans le cadre d'un crédit immobilier pour se prémunir en cas de défaillance du débiteur. Les sûretés peuvent revêtir différentes formes. Les sûretés réelles telles que l'hypothèque conventionnelle et le privilège du prêteur de deniers, permettent au créancier de faire vendre le bien sur lequel porte la sûreté et de se payer avec le produit de la vente. Dans le cas de sûretés personnelles tel le cautionnement, c'est une personne qui s'engage à payer la dette en cas de défaillance du débiteur.

Surface de plancher hors œuvre nette (SHON)
Surface de plancher hors œuvre brute de laquelle il faut déduire les surfaces réelles des locaux et constructions accessoires énumérées par les textes réglementaires, telles que combles et sous-sols non aménageables, balcons, loggias, etc.

Surface hors œuvre brute (SHOB)
Surface de plancher globale égale à la somme des surfaces de plancher de chaque niveau de la construction. Ces surfaces sont calculées à partir du nu extérieur des murs de façade et englobent tous les murs.

Sursis à statuer
Décision du juge entraînant la suspension provisoire du cours de l'instance. Par exemple, en cas de demande d'expertise, l'instance est suspendue jusqu'au rapport d'expertise. En matière de construction, le sursis à statuer désigne le report de l'instruction d'une demande de permis de construire par l'autorité compétente. Celle-ci peut refuser de se prononcer dans les délais impartis et décider de surseoir à statuer sur toutes demandes d'autorisation de travaux.

Syndic de copropriété
Organe d'exécution des décisions de l'assemblée générale des copropriétaires, le syndic est désigné par cette assemblée. Ce peut être un syndic bénévole ou un professionnel. Il agit pour le compte des copropriétaires en vertu d'un contrat de mandat. Il a notamment pour mission de faire respecter les dispositions du règlement de copropriété, de convoquer l'assemblée générale et d'exécuter les décisions prises en assemblée. Il peut, en cas d'urgence, décider l'accomplissement de certains travaux nécessaires à la sauvegarde de l'immeuble.

Syndicat des copropriétaires
Terme désignant l'ensemble des copropriétaires d'un immeuble. Le syndicat des copropriétaires, véritable personne morale, existe dès lors qu'existe la copropriété, c'est-à-dire dès la division d'un immeuble en logements appartenant à des propriétaires distincts. C'est lui, par l'intermédiaire du syndic, qui est chargé de l'administration et de la conservation de l'immeuble ainsi que de la défense des intérêts communs. Il peut aussi établir et modifier le règlement de copropriété… et même ester en justice.

Syndicat secondaire
Dans un ensemble immobilier comprenant plusieurs bâtiments, les copropriétaires de chaque bâtiment peuvent décider la constitution entre eux d'un syndicat dit secondaire. Son objet est d'administrer séparément un ou plusieurs des bâtiments de la copropriété. Il possède les mêmes pouvoirs que le syndicat principal concernant les décisions de l'immeuble qu'il représente.

T

Tantième
Notion qui permet de connaître la valeur relative de chaque lot et la part que chaque lot doit acquitter en charges. En effet, être copropriétaire, c'est être proprié-

taire de parties privatives auxquelles est attachée une quote-part de la propriété des parties communes. Pour déterminer cette quote-part, au lieu de s'exprimer en pourcentage, on s'exprime en tantièmes. À noter que l'on parle également de millièmes.

Taux d'effort
Terme désignant le montant maximal qu'un emprunteur peut consacrer au remboursement de prêts. À titre indicatif, la capacité de remboursement doit idéalement être située entre 25 % et 30 % des revenus nets de l'emprunteur, sans jamais excéder 33 %.

Taxe d'habitation
Impôt local dû par tout occupant (propriétaire, locataire...) d'une habitation meublée au 1er janvier de l'année. La taxe d'habitation est calculée sur la base de la valeur locative cadastrale. Des abattements sont opérés pour tenir compte de la situation familiale ou sociale du contribuable.

Taxe foncière
Impôt local dû par tout propriétaire d'un immeuble bâti ou non bâti (souvent appelé impôt foncier). Elle est établie au nom du propriétaire des lieux au 1er janvier de l'exercice.

Taxe locative
Taxes qui sont dues par le locataire : taxe ou redevance des ordures ménagères et taxe de balayage.

Taxe professionnelle
Voir contribution économique territoriale.

Terrain à bâtir
Ce sont des terrains constructibles au vu des règles d'urbanisme qui lui sont applicables.

Tiers
Personne qui n'est pas partie à un acte.

Tontine
Montage juridique qui permet d'insérer dans l'acte d'acquisition d'un bien immobilier une clause dite « d'accroissement » qui prévoit qu'en cas de décès de l'un des acquéreurs, sa part dans le bien acheté reviendra automatiquement au survivant, sans que les héritiers du défunt puissent prétendre avoir aucun droit sur elle.

Trouble de voisinage
Dommages causant une gêne à un voisin et qui dépassent les désagréments normaux qu'entraîne la vie en société (bruits, odeurs, privation d'ensoleillement...).

Cette notion de trouble de voisinage n'est pas définie par un texte de loi, mais ce sont les juges qui décident au cas par cas selon l'intensité de la gêne.

U

Usufruit
Droit de jouir et d'user d'un bien qui appartient à une autre personne sans possibilité de pouvoir le vendre ou de le donner (voir nue-propriété).

Usufruitier
Titulaire d'un droit de jouissance d'un bien qui appartient à un propriétaire (nu-propriétaire).

V

VEFA
Voir vente sur plan.

Vente à la bougie
La vente à la chandelle est une coutume très ancienne. Il s'agit en fait d'une vente aux enchères de biens immobiliers, mais l'adjudication du bien se fait à la chandelle. Au moment de la dernière enchère, on allume une petite mèche qui, lorsqu'elle s'éteint au bout de dix à quinze secondes, laisse monter une fumée. Une fois éteinte, deux autres bougies sont allumées. Après extinction des deux autres feux, et si aucune autre nouvelle enchère ne survient pendant leur combustion, l'adjudication est prononcée au profit du plus offrant, à savoir le dernier enchérisseur.

Vente à terme
Contrat par lequel le vendeur s'engage à livrer un immeuble à son achèvement, l'acheteur s'engageant à en prendre livraison et à en payer le prix à la date de livraison. Le transfert de propriété s'opère dès la constatation de l'achèvement de l'immeuble par acte notarié.

Vente aux enchères
Vente publique de meubles ou d'immeubles aboutissant à l'attribution du bien au plus offrant. Il existe plusieurs types de ventes aux enchères. La vente aux enchères intervient souvent à la suite d'une saisie immobilière (vente forcée). Elle peut également être volontaire (vente pratiquée par les notaires).

Vente d'immeuble à construire (VIC)
Vente par laquelle le vendeur s'oblige à édifier un immeuble dans un délai déterminé par le contrat. Cette vente peut être soit « à terme », soit en « l'état futur d'achèvement ».

Vente en l'état futur d'achèvement (VEFA)
Voir vente sur plan.

Vente sur plan
La vente sur plan est également appelée VEFA. Il s'agit d'un contrat par lequel le vendeur transfère immédiatement à l'acquéreur ses droits sur le sol ainsi que la propriété des constructions existantes. Les constructions à venir deviennent la propriété de l'acquéreur au fur et à mesure de leur exécution ; l'acquéreur est tenu d'en payer le prix à mesure de l'avancement des travaux.

Vétusté
Usure résultant de l'usage normal des lieux. Pour les locations d'habitation, la vétusté est toujours à la charge du propriétaire.

Viabilité
Ensemble des travaux d'aménagement (voirie, égouts, adductions) à exécuter avant toute construction.

Viager
Vendre un bien en viager, c'est transférer la propriété à un tiers, appelé « débirentier », qui doit, en contrepartie, verser au vendeur, appelé « crédirentier », une rente jusqu'à son décès.

Vice apparent
Défaut ou malfaçon constaté(e) lors de la réception de l'ouvrage. Ces défectuosités peuvent être constatées à l'œil nu. Le caractère apparent s'apprécie par rapport à la qualité de maître d'ouvrage, et ce même s'il se fait assister par un professionnel. Ce vice fait l'objet d'une garantie spécifique instituée uniquement dans les ventes d'immeubles à construire. Elle joue pour tous les désordres résultant d'un vice apparent soit à la réception intervenue entre les entrepreneurs et le vendeur, soit à l'expiration d'un délai d'un mois après la prise de possession du logement par l'acheteur. Dans cette dernière hypothèse, ces imperfections doivent être signalées par lettre recommandée avec accusé de réception. Si le promoteur ne s'exécute pas, l'acquéreur a un an pour saisir le tribunal afin de demander soit l'annulation de la vente, soit une diminution du prix.

Vice caché
Défaut indécelable par un examen normal de l'ouvrage et situé dans des endroits inaccessibles ou qui ne se révèle qu'à l'usage. Le vice caché donne lieu à garantie.

Vice de construction
Le vice de construction est un défaut qui altère une construction, à la différence d'un défaut de conformité qui est une différence entre les dispositions contractuelles et la réalité. Les vices peuvent être soit apparents soit cachés.

Voirie et réseaux divers (VRD)

Il s'agit des différents raccordements et branchements réalisés sur un terrain pour qu'il soit viabilisé. Le terrain, à l'origine nu, est dit équipé ou viabilisé, une fois ces réalisations effectuées.

Z

Zonage

Opération qui consiste à délimiter les espaces en zones urbaines ou en zones naturelles dans le cadre de la détermination du Plan local d'urbanisme (voir PLU). La délimitation des zones prend en compte différents critères. À titre d'exemple, on peut citer la valeur agronomique des terres, les structures agricoles ou l'existence de risques naturels prévisibles.

Zone d'aménagement concerté (ZAC)

Zone à l'intérieur de laquelle une collectivité publique ou un établissement public décide de réaliser l'aménagement et l'équipement de terrains en vue de les céder ou de les concéder ultérieurement à des utilisateurs publics ou privés. Les ZAC ont pour objet l'aménagement de terrains en vue de la construction d'habitations, de commerces, d'industries, de services d'équipements collectifs publics ou privés.

Zone d'aménagement différé (ZAD)

Zones qui peuvent être créées dans des communes dotées ou non d'un PLU (voir PLU). À l'intérieur de ces zones, un droit de préemption peut être exercé pendant une période de quatorze ans, permettant ainsi la réalisation d'actions ou d'opérations ayant pour objet de mettre en œuvre une politique locale de l'habitat et de constituer des réserves foncières.

Annexes

Adresses utiles

De Particulier à Particulier

45, rue du Cardinal-Lemoine – 75005 Paris
Tél. : 01 40 56 35 35
Site Web : www.pap.fr
195 boulevard Voltaire – 75011 Paris
Tél. : 01 40 24 22 12

Nos boutiques en région

Bordeaux
115, cours d'Alsace-Lorraine
33000 Bordeaux
Tél. : 05 56 44 06 61

Lille
15, rue des Ponts-de-Comines
59800 Lille
Tél. : 03 20 55 96 46

Lyon
12, rue de la Charité
69002 Lyon
Tél. : 04 78 24 62 32

Marseille
165, rue de Rome
13006 Marseille
Tél. : 04 91 47 02 20

Metz
8, rue Gambetta
57000 Metz
Tél : 03 87 56 91 20

Nantes
Cours des 50 otages
2, allée Duquesne
44000 Nantes
Tél. : 02 40 12 20 02

Nice
4, rue du Maréchal-Joffre
06000 Nice
Tél. : 04 93 16 20 82

Rennes
11, quai Châteaubriand
35000 Rennes
Tél. : 02 99 78 85 60

Toulouse
32, rue de Metz
31000 Toulouse
Tél. : 05 62 26 73 37

Tours
109, rue des Halles
37000 Tours
Tél. : 02 47 76 60 30

PAP Diagnostics

45, rue du Cardinal-Lemoine – 75005 Paris
Tél. : 01 40 02 95 00
Site Web : www.pap.fr

Textes de loi

L'ensemble de la réglementation est disponible en accès libre et gratuit sur le site www.legifrance.gouv.fr.

Code de la construction et de l'habitation

Dispositions générales

Art. L.271-1 - Pour tout acte ayant pour objet la construction ou l'acquisition d'un immeuble à usage d'habitation, la souscription de parts donnant vocation à l'attribution en jouissance ou en propriété d'immeubles d'habitation ou la vente d'immeubles à construire ou de location-accession à la propriété immobilière, l'acquéreur non professionnel peut se rétracter dans un délai de sept jours à compter du lendemain de la première présentation de la lettre lui notifiant l'acte.

Cet acte est notifié à l'acquéreur par lettre recommandée avec demande d'avis de réception ou par tout autre moyen présentant des garanties équivalentes pour la détermination de la date de réception ou de remise. La faculté de rétractation est exercée dans ces mêmes formes.

Lorsque l'acte est conclu par l'intermédiaire d'un professionnel ayant reçu mandat pour prêter son concours à la vente, cet acte peut être remis directement au bénéficiaire du droit de rétractation. Dans ce cas, le délai de rétractation court à compter du lendemain de la remise de l'acte, qui doit être attestée selon des modalités fixées par décret.

Lorsque le contrat constatant ou réalisant la convention est précédé d'un contrat préliminaire ou d'une promesse synallagmatique ou unilatérale, les dispositions figurant aux trois alinéas précédents ne s'appliquent qu'à ce contrat ou à cette promesse.

Lorsque le contrat constatant ou réalisant la convention est dressé en la forme authentique et n'est pas précédé d'un contrat préliminaire ou d'une promesse synallagmatique ou unilatérale, l'acquéreur non professionnel dispose d'un délai de réflexion de sept jours à compter de la notification ou de la remise du projet d'acte selon les mêmes modalités que celles prévues pour le délai de rétractation mentionné aux premier et troisième alinéas. En aucun cas l'acte authentique ne peut être signé pendant ce délai de sept jours.

Art. L.271-2 - Lors de la conclusion d'un acte mentionné à l'article L. 271-1, nul ne peut recevoir de l'acquéreur non professionnel, directement ou indirectement, aucun versement à quelque titre ou sous quelque forme que ce soit avant l'expiration du délai de rétractation, sauf dispositions législatives expresses contraires prévues notamment pour les contrats ayant pour objet l'acquisition ou la construction d'un immeuble neuf d'habitation, la souscription de parts donnant vocation à l'attribution en jouissance ou en propriété d'immeubles d'habitation et les contrats préliminaires de vente d'immeubles à construire ou de location-accession à la propriété immobilière. Si les parties conviennent d'un versement à une date postérieure à l'expiration de ce délai et dont elles fixent le montant, l'acte est conclu sous la condition suspensive de la remise desdites sommes à la date convenue.

Toutefois, lorsque l'un des actes mentionnés à l'alinéa précédent est conclu par l'intermédiaire d'un professionnel ayant reçu mandat pour prêter son concours à la vente, un versement peut être reçu de l'acquéreur s'il est effectué entre les mains d'un professionnel disposant d'une garantie financière affectée au remboursement des fonds déposés. Si l'acquéreur exerce sa faculté de rétractation, le professionnel dépositaire des fonds les lui restitue dans un délai de vingt et un jours à compter du lendemain de la date de cette rétractation.

Lorsque l'acte est dressé en la forme authentique, aucune somme ne peut être versée pendant le délai de réflexion de sept jours.

Est puni de 30 000 € d'amende le fait d'exiger ou de recevoir un versement ou un engagement de versement en méconnaissance des alinéas ci-dessus.

Dossier de diagnostic technique

Art. L.271-4 I. - En cas de vente de tout ou partie d'un immeuble bâti, un dossier de diagnostic technique, fourni par le vendeur, est annexé à la promesse de vente ou, à défaut de promesse, à l'acte authentique de vente. En cas de vente publique, le dossier de diagnostic technique est annexé au cahier des charges.

Le dossier de diagnostic technique comprend, dans les conditions définies par les dispositions qui les régissent, les documents suivants :

1° Le constat de risque d'exposition au plomb prévu aux articles L. 1334-5 et L. 1334-6 du Code de la santé publique ;

2° L'état mentionnant la présence ou l'absence de matériaux ou produits contenant de l'amiante prévu à l'article L. 1334-13 du même code ;

3° L'état relatif à la présence de termites dans le bâtiment prévu à l'article L. 133-6 du présent code ;

4° L'état de l'installation intérieure de gaz prévu à l'article L. 134-6 du présent code ;

5° Dans les zones mentionnées au I de l'article L. 125-5 du Code de l'environnement, l'état des risques naturels et technologiques prévu au deuxième alinéa du I du même article ;

6° Le diagnostic de performance énergétique prévu à l'article L. 134-1 du présent code ;

7° L'état de l'installation intérieure d'électricité prévu à l'article L. 134-7 ;

8° Le document établi à l'issue du contrôle des installations d'assainissement non collectif mentionné à l'article L. 1331-11-1 du code de la santé publique.

Les documents mentionnés aux 1°, 4° et 7° ne sont requis que pour les immeubles ou parties d'immeuble à usage d'habitation.

Le document mentionné au 6° n'est pas requis en cas de vente d'un immeuble à construire visée à l'article L. 261-1.

Lorsque les locaux faisant l'objet de la vente sont soumis aux dispositions de la loi n° 65-557 du 10 juillet 1965 fixant le statut de la copropriété des immeubles bâtis ou appartiennent à des personnes titulaires de droits réels immobiliers sur les locaux ou à des titulaires de parts donnant droit ou non à l'attribution ou à la jouissance en propriété des locaux, le document mentionné au 1° porte exclusivement sur la partie privative de l'immeuble affectée au logement et les documents mentionnés au 3°, 4° et 7° sur la partie privative du lot.

II. - En l'absence, lors de la signature de l'acte authentique de vente, d'un des documents mentionnés aux 1°, 2°, 3°, 4°, 7° et 8° du I en cours de validité, le vendeur ne peut pas s'exonérer de la garantie des vices cachés correspondante.

En l'absence, lors de la signature de l'acte authentique de vente, du document mentionné au 5° du I, l'acquéreur peut poursuivre la résolution du contrat ou demander au juge une diminution du prix.

En cas de non-conformité de l'installation d'assainissement non collectif lors de la signature de l'acte authentique de vente, l'acquéreur fait procéder aux travaux de mise en conformité dans un délai d'un an après l'acte de vente.

L'acquéreur ne peut se prévaloir à l'encontre du propriétaire des informations contenues dans le diagnostic de performance énergétique qui n'a qu'une valeur informative.

Art. L.271-5 - La durée de validité des documents prévus aux 1° à 4°, 6°, 7° et 8° du I de l'article L. 271-4 est fixée par décret en fonction de la nature du constat, de l'état ou du diagnostic.

Si l'un de ces documents produits lors de la signature de la promesse de vente n'est plus en cours de validité à la date de la signature de l'acte authentique de vente, il est remplacé par un nouveau document pour être annexé à l'acte authentique de vente.

Si le constat mentionné au 1° établit l'absence de revêtements contenant du plomb ou la présence de revêtements contenant du plomb à des concentrations inférieures aux seuils définis par arrêté des ministres chargés de la santé et de la construction, il n'y a pas lieu de faire établir un nouveau constat à chaque mutation, le constat initial étant joint au dossier de diagnostic technique.

Si, après la promesse de vente, la parcelle sur laquelle est implanté l'immeuble est inscrite dans une des zones mentionnées au I de l'article L. 125-5 du Code de l'environnement ou l'arrêté préfectoral prévu au III du même article fait l'objet d'une mise à jour, le dossier de diagnostic technique est complété lors de la signature de l'acte authentique de vente par un état des risques naturels et technologiques ou par la mise à jour de l'état existant.

Art. L.271-6 - Les documents prévus aux 1° à 4°, 6° et 7° du I de l'article L. 271-4 ainsi qu'à l'article L. 134-1 sont établis par une personne présentant des garanties de compétence et disposant d'une organisation et de moyens appropriés.

Cette personne est tenue de souscrire une assurance permettant de couvrir les conséquences d'un engagement de sa responsabilité en raison de ses interventions.

Elle ne doit avoir aucun lien de nature à porter atteinte à son impartialité et à son indépendance ni avec le propriétaire ou son mandataire qui fait appel à elle, ni avec une entreprise pouvant réaliser des travaux sur les ouvrages, installations ou équipements pour lesquels il lui est demandé d'établir l'un des documents mentionnés au premier alinéa.

Le diagnostic de performance énergétique mentionné à l'article L. 134-4 affiché à l'intention du public peut être réalisé par un agent de la collectivité publique ou de la personne morale occupant le bâtiment, dans les conditions prévues au premier alinéa du présent article. Un décret définit les conditions et modalités d'application du présent article.

Mesures de protection concernant certains vendeurs de biens immobiliers

Art. L.290-1 - Toute promesse de vente ayant pour objet la cession d'un immeuble ou d'un droit réel immobilier, dont la validité est supérieure à dix-huit mois, ou toute prorogation d'une telle promesse portant sa durée totale à plus de dix-huit mois est nulle et de nul effet si elle n'est pas constatée par un acte authentique, lorsqu'elle est consentie par une personne physique.

Art. L.290-2 - La promesse de vente mentionnée à l'article L. 290-1 prévoit, à peine de nullité, une indemnité d'immobilisation d'un montant minimal de 5 % du prix de vente, faisant l'objet d'un versement ou d'une caution déposés entre les mains du notaire.

Loi n° 89-462 du 6 juillet 1989

Art. 15 I. - Lorsque le bailleur donne congé à son locataire, ce congé doit être justifié soit par sa décision de reprendre ou de vendre le logement, soit par un motif légitime et sérieux, notamment l'inexécution par le locataire de l'une des obligations lui incombant. À peine de nullité, le congé donné par le bailleur doit indiquer le motif allégué et, en cas de reprise, les nom et adresse du bénéficiaire de la reprise qui ne peut être que le bailleur, son conjoint, son concubin notoire depuis au moins un an à la date du congé, ses ascendants, ses descendants ou ceux de son conjoint ou concubin notoire.

Le délai de préavis applicable au congé est de trois mois lorsqu'il émane du locataire et de six mois lorsqu'il émane du bailleur. Toutefois, en cas de mutation ou de perte d'emploi *« ou de nouvel emploi consécutif à une perte d'emploi »* (loi du 21.07.1994), le locataire peut donner congé au bailleur avec un délai de préavis d'un mois. Le délai est également réduit à un mois en faveur des locataires âgés de plus de soixante ans dont l'état de santé justifie un changement de domicile « ainsi que les bénéficiaires du revenu minimum d'insertion » (loi n° 90-449 du 31 mai 1990). Le congé doit être notifié par lettre recommandée avec demande d'avis de réception ou signifié par acte d'huissier. Ce délai court à compter du jour de la réception de la lettre recommandée ou de la signification de l'acte d'huissier.

Pendant le délai de préavis, le locataire n'est redevable du loyer et des charges que pour le temps où il a occupé réellement les lieux si le congé a été notifié par le bailleur. Il est redevable du loyer et des charges concernant tout le délai de préavis si c'est lui qui a notifié le congé, sauf si le logement se trouve occupé avant la fin du préavis par un autre locataire en accord avec le bailleur.

À l'expiration du délai de préavis, le locataire est déchu de tout titre d'occupation des locaux loués.

II. - Lorsqu'il est fondé sur la décision de vendre le logement, le congé doit, à peine de nullité, indiquer le prix et les conditions de la vente projetée. Le congé vaut offre de vente au profit du locataire : l'offre est valable pendant les deux premiers mois du délai de préavis. Les dispositions de l'article 46 de la loi n° 65-557 du 10 juillet 1965 fixant le statut de la copropriété des immeubles bâtis ne sont pas applicables au congé fondé sur la décision de vendre le logement.

À l'expiration du délai de préavis, le locataire qui n'a pas accepté l'offre de vente est déchu de plein droit de tout titre d'occupation sur le local.

Le locataire qui accepte l'offre dispose, à compter de la date d'envoi de sa réponse au bailleur, d'un délai de deux mois pour la réalisation de l'acte de vente. Si, dans sa réponse, il notifie son intention de recourir à un prêt, l'acceptation par le locataire de l'offre de vente est subordonnée à l'obtention du prêt et le délai de réalisation de la vente est porté à quatre mois. Le contrat de location est prorogé jusqu'à l'expiration du délai de réalisation de la vente. Si, à l'expiration de ce délai, la vente n'a pas été réalisée, l'acceptation de l'offre de vente est nulle de plein droit et le locataire est déchu de plein droit de tout titre d'occupation.

Dans le cas où le propriétaire décide de vendre à des conditions ou à un prix plus avantageux pour l'acquéreur, le notaire doit, lorsque le bailleur n'y a pas préalablement procédé, notifier au locataire ces conditions et prix à peine de nullité de la vente. Cette notification est effectuée à l'adresse indiquée à cet effet par le locataire au bailleur ; si le locataire n'a pas fait connaître cette adresse au bailleur, la notification est effectuée à l'adresse des locaux dont la location avait été consentie. Elle vaut offre de vente au profit du locataire. Cette offre est valable pendant une durée d'un mois à compter de sa réception. L'offre qui n'a pas été acceptée dans le délai d'un mois est caduque.

Le locataire qui accepte l'offre ainsi notifiée dispose, à compter de la date d'envoi de sa réponse au bailleur ou au notaire, d'un délai de deux mois pour la réalisation de l'acte de vente. Si, dans sa réponse, il notifie son intention de recourir à un prêt, l'acceptation par le locataire de l'offre de vente est subordonnée à l'obtention du prêt et le délai de réalisation de la vente est porté à quatre mois. Si, à l'expiration de ce délai, la vente n'a pas été réalisée, l'acceptation de l'offre de vente est nulle de plein droit.

Les termes des cinq alinéas précédents sont reproduits à peine de nullité dans chaque notification.

Ces dispositions ne sont pas applicables aux actes intervenant entre parents jusqu'au quatrième degré inclus, sous la condition que l'acquéreur occupe le logement pendant une durée qui ne peut être inférieure à deux ans à compter de l'expiration du délai de préavis, ni aux actes portant sur les immeubles mentionnés au deuxième alinéa de l'article L. 111-6-1 du Code de la construction et de l'habitation.

Dans les cas de congés pour vente prévus à l'article 11-1, l'offre de vente au profit du locataire est dissociée du congé. En outre, le non-respect de l'une des obligations relatives au congé pour vente d'un accord conclu en application de l'article 41 *ter* de la loi n° 86-1290 du 23 décembre 1986 tendant à favoriser l'investissement locatif, l'accession à la propriété de logements sociaux et le développement de l'offre foncière, et rendu obligatoire par décret, donne lieu à l'annulation du congé.

Est nul de plein droit le congé pour vente délivré au locataire en violation de l'engagement de prorogation des contrats de bail en cours, mentionné au premier alinéa du A du I de l'article 10-1 de la loi n° 75-1351 du 31 décembre 1975 relative à la protection des occupants de locaux à usage d'habitation (loi du 13.06.2006).

III. - Le bailleur ne peut s'opposer au renouvellement du contrat en donnant congé dans les conditions définies au paragraphe I ci-dessus à l'égard de tout locataire âgé de plus de soixante-dix ans et dont les ressources annuelles sont inférieures à une fois et demie le montant annuel du salaire minimum de croissance, sans qu'un logement correspondant à ses besoins et à ses possibilités lui soit offert dans les limites géographiques prévues à l'article 13 *bis* de la loi n° 48-1360 du 1er septembre 1948 précitée.

Toutefois, les dispositions de l'alinéa précédent ne sont pas applicables lorsque le bailleur est une personne physique âgée de plus de soixante ans ou si ses ressources annuelles sont inférieures à une fois et demie le montant annuel du salaire minimum de croissance.

L'âge du locataire et celui du bailleur sont appréciés à la date d'échéance du contrat ; le montant de leurs ressources est apprécié à la date de notification du congé.

Loi n° 75-1351 du 31 décembre 1975

Art. 10

I. - Préalablement à la conclusion de toute vente d'un ou plusieurs locaux à usage d'habitation ou à usage mixte d'habitation et professionnel, consécutive à la division initiale ou à la subdivision de tout ou partie d'un immeuble par lots, le bailleur doit, à peine de nullité de la vente, faire connaître par lettre recommandée avec demande d'avis de réception, à chacun des locataires ou occupants de bonne foi, l'indication du prix et des conditions de la vente projetée pour le local qu'il occupe. Cette notification vaut offre de vente au profit de son destinataire.

Nonobstant les dispositions de l'article 1751 du Code civil, les notifications faites en application du présent article par le bailleur sont de plein droit opposables au conjoint du locataire ou occupant de bonne foi si son existence n'a pas été préalablement portée à la connaissance du bailleur.

L'offre est valable pendant une durée de deux mois à compter de sa réception. Le locataire qui accepte l'offre ainsi notifiée dispose, à compter de la date d'envoi de sa réponse au bailleur, d'un délai de deux mois pour la réalisation de l'acte de vente. Si dans sa réponse, il notifie au bailleur son intention de recourir à un prêt, son acceptation de l'offre de vente est subordonnée à l'obtention du prêt et, en ce cas, le délai de réalisation est porté à quatre mois. Passé le délai de réalisation de l'acte de vente, l'acceptation par le locataire de l'offre de vente est nulle de plein droit.

Dans le cas où le propriétaire décide de vendre à des conditions ou à un prix plus avantageux pour l'acquéreur, le notaire doit, lorsque le propriétaire n'y a pas préalablement procédé, notifier au locataire ou occupant de bonne foi ces conditions et prix à peine de nullité de la vente. Cette notification vaut offre de vente au profit du loca-taire ou occupant de bonne foi. Cette offre est valable pendant une durée d'un mois à compter de sa réception. L'offre qui n'a pas été acceptée dans le délai d'un mois est caduque.

Le locataire ou occupant de bonne foi qui accepte l'offre ainsi notifiée dispose, à compter de la date d'envoi de sa réponse au propriétaire ou au notaire, d'un délai de deux mois pour la réalisation de l'acte de vente. Si, dans sa réponse, il notifie son intention de recourir à un prêt, l'accepta-tion par le locataire ou occupant de bonne foi de l'offre de vente est subordonnée à l'obtention du prêt et le délai de réalisation de la vente est porté à quatre mois. Si, à l'expiration de ce délai, la vente n'a pas été réalisée, l'acceptation de l'offre de vente est nulle de plein droit. Les termes des cinq ali-néas qui précèdent doivent être reproduits, à peine de nullité, dans chaque notification.

II. - Lorsque la vente du local à usage d'habitation ou à usage mixte d'habitation et professionnel a lieu par adjudication volontaire ou forcée, le locataire ou l'occu-pant de bonne foi doit y être convoqué par lettre recommandée avec demande d'avis de réception un mois au moins avant la date de l'adjudication.

À défaut de convocation, le locataire ou l'occupant de bonne foi peut, pendant un délai d'un mois à compter de la date à laquelle il a eu connaissance de l'adjudica-tion, déclarer se substituer à l'adjudicataire. Toutefois, en cas de vente sur licitation, il ne peut exercer ce droit si l'adjudication a été prononcée en faveur d'un indivisaire.

III. - Le présent article s'applique aux ven-tes de parts ou actions des sociétés dont l'objet est la division d'un immeuble par fractions destinées à être attribuées aux associés en propriété ou en jouissance à temps complet. Il ne s'applique pas aux actes intervenant entre parents ou alliés jusqu'au quatrième degré inclus. Il ne s'applique pas aux ventes portant sur un bâtiment entier ou sur l'ensemble des locaux à usage d'habitation ou à usage mixte d'habitation et professionnel dudit bâtiment.

Art. 10-1

I. - A. - Préalablement à la conclusion de la vente, dans sa totalité et en une seule fois, d'un immeuble à usage d'habitation ou à usage mixte d'habitation et professionnel de plus de dix logements au profit d'un acquéreur ne s'engageant pas à proroger les contrats de bail à usage d'habitation en cours à la date de la conclusion de la vente afin de permettre à chaque locataire ou occupant de bonne foi de disposer du logement qu'il occupe pour une durée de six ans à compter de la signature de l'acte authentique de vente qui contiendra la liste des locataires concernés par un engagement de prorogation de bail, le bailleur doit faire connaître par lettre recommandée avec demande d'avis de réception à chacun des locataires ou occupants de bonne foi l'indication du prix et des conditions de la vente, dans sa totalité et en une seule fois, de l'immeuble ainsi que l'indication du prix et des conditions de la vente pour le local qu'il occupe.

Cette notification doit intervenir à peine de nullité de la vente, dans sa totalité et en une seule fois, de l'immeuble. Elle s'accompagne d'un projet de règlement de copropriété qui réglera les rapports entre les copropriétaires si l'un au moins des locataires ou occupants de bonne foi réalise un acte de vente, ainsi que des résultats d'un diagnostic technique portant constat de l'état apparent de la solidité du clos et du couvert et de celui de l'état des conduites et canalisations collectives ainsi que des équipements communs et de sécurité. Ce diagnostic est établi par un contrôleur technique au sens de l'article L. 111-23 du Code de la construction et de l'habitation ou par un architecte au sens de l'article 2 de la loi n° 77-2 du 3 janvier 1977 sur l'architecture, qui ne doit avoir avec le propriétaire de l'immeuble ou son mandataire aucun lien de nature à porter atteinte à son impartialité ou à son indépendance. Les dépenses afférentes à ce diagnostic sont à la charge du bailleur.

Nonobstant les dispositions de l'article 1751 du Code civil, cette notification est de plein droit opposable au conjoint du locataire ou occupant de bonne foi si son existence n'a pas été préalablement portée à la connaissance du bailleur. Elle vaut offre de vente au profit du locataire ou occupant de bonne foi.

L'offre est valable pendant une durée de quatre mois à compter de sa réception. Le locataire ou occupant de bonne foi qui accepte l'offre ainsi notifiée dispose, à compter de la date d'envoi de sa réponse au bailleur, d'un délai de deux mois pour la réalisation de l'acte de vente. Si, dans sa réponse, il notifie au bailleur son intention de recourir à un prêt, son acceptation de l'offre de vente est subordonnée à l'obtention du prêt et, en ce cas, le délai de réalisation est porté à quatre mois. Passé le délai de réalisation de l'acte de vente, l'acceptation de l'offre de vente est nulle de plein droit.

Lorsque, en raison de la vente d'au moins un logement à un locataire ou un occupant de bonne foi, l'immeuble fait l'objet d'une mise en copropriété et que le bailleur décide de vendre les lots occupés à des conditions ou à un prix plus avantageux à un tiers, le notaire doit, lorsque le propriétaire n'y a pas préalablement procédé, notifier au locataire ou occupant de bonne foi ces conditions et prix à peine de nullité de la vente. Cette notification vaut offre de vente à leur profit. Elle est valable pendant une durée d'un mois à compter de sa réception. L'offre qui n'a pas été acceptée dans le délai d'un mois est caduque.

Le locataire ou occupant de bonne foi qui accepte l'offre ainsi notifiée dispose, à compter de la date d'envoi de sa réponse au propriétaire ou au notaire, d'un délai de deux mois pour la réalisation de l'acte de vente. Si, dans sa réponse, il notifie son intention de recourir à un prêt, l'acceptation par le locataire ou occupant de bonne foi de l'offre de vente est subordonnée à l'obtention du prêt et le délai de réalisation de la vente est porté à quatre mois. Si, à l'expiration de ce délai, la vente n'a pas été réalisée, l'acceptation de l'offre de vente est nulle de plein droit.

Les dispositions du présent A doivent être reproduites, à peine de nullité, dans chaque notification.

B. - Préalablement à la conclusion de la vente mentionnée au premier alinéa du A, le bailleur communique au maire de la commune sur le territoire de laquelle est situé l'immeuble le prix et les conditions de la vente de l'immeuble dans sa totalité et en une seule fois. Lorsque l'immeuble est soumis à l'un des droits de préemption institués par les chapitres Ier et II du titre Ier du livre II du Code de l'urbanisme, la déclaration préalable faite au titre de l'article L. 213-2 du même code vaut communication au sens du présent article.

II. - Les dispositions du I ne sont pas applicables en cas d'exercice de l'un des droits de préemption institués par le titre Ier du livre II du Code de l'urbanisme ou lorsque la vente intervient entre parents ou alliés jusqu'au quatrième degré inclus.

Elles sont applicables aux cessions de la totalité des parts ou actions de sociétés lorsque ces parts ou actions portent attribution en propriété ou en jouissance à temps complet de chacun des logements d'un immeuble de plus de dix logements.

Elles ne sont pas applicables aux cessions de parts ou actions susvisées lorsque ces cessions interviennent entre parents ou alliés jusqu'au quatrième degré inclus.

Elles ne sont pas applicables aux cessions d'immeubles à un organisme visé à l'article L. 411-2 du Code de la construction et de l'habitation ni, pour les logements faisant l'objet de conventions conclues en application de l'article L. 351-2 du même code, aux cessions d'immeubles à une société d'économie mixte visée à l'article L. 481-1 du même code.

Code civil

Art. 215 - Les époux ne peuvent l'un sans l'autre disposer des droits par lesquels est assuré le logement de la famille, ni des meubles meublants dont il est garni. Celui des deux qui n'a pas donné son consentement à l'acte peut en demander l'annulation : l'action en nullité lui est ouverte dans l'année à partir du jour où il a eu connaissance de l'acte, sans pouvoir jamais être intentée plus d'un an après que le régime matrimonial s'est dissous.

Loi n 79-596 du 13 juillet 1979 dite « Scrivener » relative à l'information et à la protection des emprunteurs dans le domaine immobilier (codifiée dans le Code de la consommation)

Crédit immobilier

Section 1 : Champ d'application

Article L.312-1 - Au sens du présent chapitre, est considérée comme :

a) Acquéreur, toute personne qui acquiert, souscrit ou commande au moyen des prêts mentionnés à l'article L.312-2 ;

b) Vendeur, l'autre partie à ces mêmes opérations.

Article L.312-2 - Les dispositions du présent chapitre s'appliquent aux prêts qui, quelle que soit leur qualification ou leur technique, sont consentis de manière habituelle par toute personne physique ou morale en vue de financer les opérations suivantes :

1° Pour les immeubles à usage d'habitation ou à usage professionnel d'habitation :

a) Leur acquisition en propriété ou en jouissance ;

b) La souscription ou l'achat de parts ou actions de sociétés donnant vocation à leur attribution en propriété ou en jouissance ;

c) Les dépenses relatives à leur construction, leur réparation, leur amélioration ou leur entretien lorsque le montant de ces dépenses est supérieur à celui fixé en exécution du dernier alinéa de l'article L.311-3 ;

2° L'achat de terrains destinés à la construction des immeubles mentionnés au 1° ci-dessus.

Section 3 : Le contrat de crédit

Article L.312-7 - Pour les prêts mentionnés à l'article L. 312-2, le prêteur est tenu de formuler par écrit une offre adressée gratuitement par voie postale à l'emprunteur éventuel ainsi qu'aux cautions déclarées par l'emprunteur lorsqu'il s'agit de personnes physiques.

Article L.312-8 - L'offre définie à l'article précédent :

1° Mentionne l'identité des parties, et éventuellement des cautions déclarées ;

2° Précise la nature, l'objet, les modalités du prêt, notamment celles qui sont relatives aux dates et conditions de mise à disposition des fonds ;

2° bis Pour les offres de prêts dont le taux d'intérêt est fixe, comprend un échéancier des amortissements détaillant pour chaque échéance la répartition du remboursement entre le capital et les intérêts ;

2° ter Pour les offres de prêts dont le taux d'intérêt est variable, est accompagnée d'une notice présentant les conditions et modalités de variation du taux d'intérêt et d'un document d'information contenant une simulation de l'impact d'une variation de ce taux sur les mensualités, la durée du prêt et le coût total du crédit. Cette simulation ne constitue pas un engagement du prêteur à l'égard de l'emprunteur quant à l'évolution effective des taux d'intérêt pendant le prêt et à son impact sur les mensualités, la durée du prêt et le coût total du crédit. Le document d'information mentionne le caractère indicatif de la simulation et l'absence de responsabilité du prêteur quant à l'évolution effective des taux d'intérêt pendant le prêt et à son impact sur les mensualités, la durée du prêt et le coût total du crédit ;

3° Indique, outre le montant du crédit susceptible d'être consenti, et, le cas échéant, celui de ses fractions périodiquement disponibles, son coût total, son taux défini conformément à l'article L. 313-1 ainsi que, s'il y a lieu, les modalités de l'indexation ;

4° Énonce, en donnant une évaluation de leur coût, les stipulations, les assurances et les sûretés réelles ou personnelles exigées, qui conditionnent la conclusion du prêt ;

4° **bis** Mentionne que l'emprunteur peut souscrire auprès de l'assureur de son choix une assurance dans les conditions fixées à l'article L. 312-9 ;

5° Fait état des conditions requises pour un transfert éventuel du prêt à une tierce personne ;

6° Rappelle les dispositions de l'article L. 312-10.

Toute modification des conditions d'obtention d'un prêt dont le taux d'intérêt est fixe, notamment le montant ou le taux du crédit, donne lieu à la remise à l'emprunteur d'une nouvelle offre préalable.

Article L.312-9 - Lorsque le prêteur propose à l'emprunteur l'adhésion à un contrat d'assurance de groupe qu'il a souscrit en vue de garantir en cas de survenance d'un des risques que ce contrat définit, soit le remboursement total ou partiel du montant du prêt restant dû, soit le paiement de tout ou partie des échéances dudit prêt, les dispositions suivantes sont obligatoirement appliquées :

1° Au contrat de prêt est annexée une notice énumérant les risques garantis et précisant toutes les modalités de la mise en jeu de l'assurance ;

2° Toute modification apportée ultérieurement à la définition des risques garantis ou aux modalités de la mise en jeu de l'assurance est inopposable à l'emprunteur qui n'y a pas donné son acceptation ;

3° Lorsque l'assureur a subordonné sa garantie à l'agrément de la personne de l'assuré et que cet agrément n'est pas donné, le contrat de prêt est résolu de plein droit à la demande de l'emprunteur sans frais ni pénalité d'aucune sorte. Cette demande doit être présentée dans le délai d'un mois à compter de la notification du refus de l'agrément.

Le prêteur ne peut pas refuser en garantie un autre contrat d'assurance dès lors que ce contrat présente un niveau de garantie équivalent au contrat d'assurance de groupe qu'il propose. Toute décision de refus doit être motivée.

Le prêteur ne peut pas modifier les conditions de taux du prêt prévues dans l'offre définie à l'article L. 312-7, que celui-ci soit fixe ou variable, en contrepartie de son acceptation en garantie d'un contrat d'assurance autre que le contrat d'assurance de groupe qu'il propose.

L'assureur est tenu d'informer le prêteur du non-paiement par l'emprunteur de sa prime d'assurance ou de toute modification substantielle du contrat d'assurance.

Article L.312-10 - L'envoi de l'offre oblige le prêteur à maintenir les conditions qu'elle indique pendant une durée minimale de trente jours à compter de sa réception par l'emprunteur.

L'offre est soumise à l'acceptation de l'emprunteur et des cautions, personnes physiques, déclarées.

L'emprunteur et les cautions ne peuvent accepter l'offre que dix jours après qu'ils l'ont reçue. L'acceptation doit être donnée par lettre, le cachet de la poste faisant foi.

Article L.312-11 - Jusqu'à l'acceptation de l'offre par l'emprunteur, aucun versement, sous quelque forme que ce soit, ne peut, au titre de l'opération en cause, être fait par le prêteur à l'emprunteur ou pour le compte de celui-ci, ni par l'emprunteur au prêteur. Jusqu'à cette acceptation, l'emprunteur ne peut, au même titre, faire aucun dépôt, souscrire ou avaliser aucun effet de commerce, ni signer aucun chèque. Si une autorisation de prélèvement sur compte bancaire ou postal est signée par l'emprunteur, sa validité et sa prise d'effet sont subordonnées à celle du contrat de crédit.

Article L.312-12 - L'offre est toujours acceptée sous la condition résolutoire de la non-conclusion, dans un délai de quatre mois à compter de son acceptation, du contrat pour lequel le prêt est demandé.

Les parties peuvent convenir d'un délai plus long que celui défini à l'alinéa précédent.

Article L.312-13 - Lorsque l'emprunteur informe ses prêteurs qu'il recourt à plusieurs prêts pour la même opération, chaque prêt est conclu sous la condition suspensive de l'octroi de chacun des autres prêts. Cette disposition ne s'applique qu'aux prêts dont le montant est supérieur à 10 % du crédit total.

Article L.312-14 - Lorsque le contrat en vue duquel le prêt a été demandé n'est pas conclu dans le délai fixé en application de l'article L.312-12, l'emprunteur est tenu de rembourser la totalité des sommes que le prêteur lui aurait déjà effectivement versées ou qu'il aurait versées pour son compte ainsi que les intérêts y afférents ; le prêteur ne peut retenir ou demander que des frais d'étude dont le montant maximum est fixé suivant un barème déterminé par décret.

Le montant de ces frais ainsi que les conditions dans lesquelles ils sont perçus, doivent figurer distinctement dans l'offre.

Article L.312-14-2 - Pour les prêts dont le taux d'intérêt est variable, le prêteur est tenu, une fois par an, de porter à la connaissance de l'emprunteur le montant du capital restant à rembourser.

Section 4 : Le contrat principal

Article L.312-15 - L'acte écrit, y compris la promesse unilatérale de vente acceptée, ayant pour objet de constater l'une des opérations mentionnées à l'article L.312-2, doit indiquer si le prix sera payé directement ou indirectement, même en partie, avec ou sans l'aide d'un ou plusieurs prêts régis par les sections 1 à 3 du présent chapitre.

Article L.312-16 - Lorsque l'acte mentionné à l'article L.312-15 indique que le prix est payé, directement ou indirecte-ment, même partiellement, à l'aide d'un ou plusieurs prêts régis par les sections 1 à 3 et la section V du présent chapitre, cet acte est conclu sous la condition suspensive de l'obtention du ou des prêts qui en assument le financement. La durée de validité de cette condition suspensive ne pourra être inférieure à un mois à compter de la date de la signature de l'acte ou, s'il s'agit d'un acte sous seing privé soumis à peine de nullité à la formalité de l'enregistrement, à compter de la date de l'enregistrement.

Lorsque la condition suspensive prévue au premier alinéa du présent article n'est pas réalisée, toute somme versée d'avance par l'acquéreur à l'autre partie ou pour le compte de cette dernière est immédiatement et intégralement remboursable sans retenue ni indemnité à quelque titre que ce soit. À compter du quinzième jour suivant la demande de remboursement, cette somme est productive d'intérêts au taux légal majoré de moitié.

Article L.312-17 - Lorsque l'acte mentionné à l'article L.312-15 indique que le prix sera payé sans l'aide d'un ou plusieurs prêts, cet acte doit porter, de la main de l'acquéreur, une mention par laquelle celui-ci reconnaît avoir été informé que s'il recourt néanmoins à un prêt il ne peut se prévaloir du présent chapitre.

En l'absence de l'indication prescrite à l'article L.312-15 ou si la mention exigée au premier alinéa du présent article manque ou n'est pas de la main de l'acquéreur et si un prêt est néanmoins demandé, le contrat est considéré comme conclu sous la condition suspensive prévue à l'article L.312-16.

Sous-section 3 : Dispositions communes

Article L.312-23 - Aucune indemnité ni aucun coût autres que ceux qui sont mentionnés aux articles L.312-21 et L.312-22 ne peuvent être mis à la charge de l'emprunteur dans les cas de remboursement par anticipation ou de défaillance prévus par ces articles.

Toutefois, le prêteur pourra réclamer à l'emprunteur, en cas de défaillance de celui-ci, le remboursement, sur justification, des frais taxables qui lui auront été occasionnés par cette défaillance à l'exclusion de tout remboursement forfaitaire de frais de recouvrement des articles L.312-31 et L.313-12.

Loi n° 65-557 du 10 juillet 1965 fixant le statut de la copropriété des immeubles bâtis

Art. 46 - Toute promesse unilatérale de vente ou d'achat, tout contrat réalisant ou constatant la vente d'un lot ou d'une fraction de lot mentionne la superficie de la partie privative de ce lot ou de cette fraction de lot. La nullité de l'acte peut être invoquée sur le fondement de l'absence de toute mention de superficie.

Cette superficie est définie par le décret en Conseil d'État prévu à l'article 47.

Les dispositions du premier alinéa ci-dessus ne sont pas applicables aux caves, garages, emplacements de stationnement ni aux lots ou fractions de lots d'une superficie inférieure à un seuil fixé par le décret en Conseil prévu à l'article 47.

Le bénéficiaire en cas de promesse de vente, le promettant en cas de promesse d'achat ou l'acquéreur peut intenter l'action en nullité, au plus tard à l'expiration d'un délai d'un mois à compter de l'acte authentique constatant la réalisation de la vente.

La signature de l'acte authentique constatant la réalisation de la vente mentionnant la superficie de la partie privative du lot ou de la fraction entraîne la déchéance du droit à engager ou à poursuivre une action en nullité de la promesse ou du contrat qui l'a précédé, fondée sur l'absence de mention de cette superficie.

Si la superficie est supérieure à celle exprimée dans l'acte, l'excédent de mesure ne donne lieu à aucun supplément de prix.

Si la superficie est inférieure de plus d'un vingtième à celle exprimée dans l'acte, le vendeur, à la demande de l'acquéreur, supporte une diminution du prix proportionnelle à la moindre mesure.

L'action en diminution du prix doit être intentée par l'acquéreur dans un délai d'un an à compter de l'acte authentique constatant la réalisation de la vente, à peine de déchéance.

Décret n° 67-223 du 17 mars 1967 pris en application de la loi n° 65-557 du 10 juillet 1965

Art. 4-1 - La superficie de la partie privative d'un lot ou d'une fraction de lot mentionnée à l'article 46 de la loi du 10 juillet 1965 est la superficie des planchers des locaux clos et couverts après déduction des surfaces occupées par les murs, cloisons, marches et cages d'escalier, gaines, embrasures de portes et de fenêtres. Il n'est pas tenu compte des planchers des parties des locaux d'une hauteur inférieure à 1,80 mètre.

Art. 4-2 - Les lots ou fractions de lots d'une superficie inférieure à 8 mètres carrés ne sont pas pris en compte pour le calcul de la superficie mentionnée à l'article 4-1.

Art. 4-3 - Le jour de la signature de l'acte authentique constatant la réalisation de la vente, le notaire, ou l'autorité administrative qui authentifie la convention, remet aux parties, contre émargement ou récépissé, une copie simple de l'acte signé ou un certificat reproduisant la clause de l'acte mentionnant la superficie de la partie privative du lot ou de la fraction du lot vendu, ainsi qu'une copie des dispositions de l'article 46 de la loi du 10 juillet 1965 lorsque ces dispositions ne sont pas reprises intégralement dans l'acte ou le certificat.

Art. 4-4 - Lorsque le candidat à l'acquisition d'un lot ou d'une fraction de lot le demande, le propriétaire cédant est tenu de porter à sa connaissance le carnet d'entretien de l'immeuble ainsi que le diagnostic technique.

Art. 5 - Le syndic, avant l'établissement de l'un des actes mentionnés à l'article 4, adresse au notaire chargé de recevoir l'acte, à la demande de ce dernier ou à celle du copropriétaire qui transfère tout ou partie de ses droits sur le lot, un état daté comportant trois parties.

1° Dans la première partie, le syndic indique, d'une manière même approximative et sous réserve de l'apurement des comptes, les sommes pouvant rester dues, pour le lot considéré, au syndicat par le copropriétaire cédant, au titre :

a) Des provisions exigibles du budget prévisionnel ;

b) Des provisions exigibles des dépenses non comprises dans le budget prévisionnel ;

c) Des charges impayées sur les exercices antérieurs ;

d) Des sommes mentionnées à l'article 33 de la loi du 10 juillet 1965 ;

e) Des avances exigibles.

Ces indications sont communiquées par le syndic au notaire ou au propriétaire cédant, à charge pour eux de les porter à la connaissance, le cas échéant, des créanciers inscrits.

2° Dans la deuxième partie, le syndic indique, d'une manière même approximative et sous réserve de l'apurement des comptes, les sommes dont le syndicat pourrait être débiteur, pour le lot considéré, à l'égard du copropriétaire cédant, au titre :

a) Des avances mentionnées à l'article 45-1 ;

b) Des provisions du budget prévisionnel pour les périodes postérieures à la période en cours et rendues exigibles en raison de la déchéance du terme prévue par l'article 19-2 de la loi du 10 juillet 1965.

3° Dans la troisième partie, le syndic indique les sommes qui devraient incomber au nouveau copropriétaire, pour le lot considéré, au titre :

a) De la reconstitution des avances mentionnées à l'article 45-1 et ce d'une manière même approximative ;

b) Des provisions non encore exigibles du budget prévisionnel ;

c) Des provisions non encore exigibles dans les dépenses non comprises dans le budget prévisionnel.

Dans une annexe à la troisième partie de l'état daté, le syndic indique la somme correspondant, pour les deux exercices précédents, à la quote-part afférente au lot considéré dans le budget prévisionnel et dans le total des dépenses hors budget prévisionnel. Il mentionne, s'il y a lieu, l'objet et l'état des procédures en cours dans lesquelles le syndicat est partie.

Art. 6-2 - À l'occasion de la mutation à titre onéreux d'un lot :

1° Le paiement de la provision exigible du budget prévisionnel, en application du troisième alinéa de l'article 14-1 de la loi du 10 juillet 1965, incombe au vendeur ;

2° Le paiement des provisions des dépenses non comprises dans le budget prévisionnel incombe à celui, vendeur ou acquéreur, qui est copropriétaire au moment de l'exigibilité ;

3° Le trop ou moins-perçu sur provisions, révélé par l'approbation des comptes, est porté au crédit ou au débit du compte de celui qui est copropriétaire lors de l'approbation des comptes.

Art. 6-3 - Toute convention contraire aux dispositions de l'article 6-2 n'a d'effet qu'entre les parties à la mutation à titre onéreux.

Art. 45-1 - Les charges sont les dépenses incombant définitivement aux copropriétaires, chacun pour sa quote-part. L'approbation des comptes du syndicat par l'assemblée générale ne constitue pas une approbation du compte individuel de chacun des copropriétaires.

Au sens et pour l'application des règles comptables du syndicat :
– sont nommées provisions sur charges les sommes versées ou à verser en attente du solde définitif qui résultera de l'approbation des comptes du syndicat ;
– sont nommés avances les fonds destinés, par le règlement de copropriété ou une décision de l'assemblée générale, à constituer des réserves, ou qui représentent un emprunt du syndicat auprès des copropriétaires ou de certains d'entre eux.

Les avances sont remboursables.

Composé par STDI

N° d'éditeur : 4292

Dépôt légal : juin 2011

Imprimé en Allemagne par BoD

www.ingramcontent.com/pod-product-compliance
Lightning Source LLC
La Vergne TN
LVHW051219060726
842526LV00013B/2820